全国高等医药院校教材

供预防医学、临床医学、口腔医学、护理学、药学、生物技术、生物医学工程、健康管理、信息管理与信息系统、社会工作、劳动与社会保障等专业用

医学微生物学实验指导及习题集

主　审　何玉林　黄大林
主　编　袁树民　康　曼　周亚莉
副主编　金　科　乔冠华　韦晗宁
　　　　王重振　陈建宏
编　委　（以姓氏笔画排序）
　　　　王重振　韦晗宁　乔冠华　吴　丹
　　　　何　义　何玉林　陈建宏　金　科
　　　　周亚莉　袁树民　黄大林　康　曼
　　　　蒋莲秀

電子工業出版社
Publishing House of Electronics Industry
北京·BEIJING

未经许可，不得以任何方式复制或抄袭本书之部分或全部内容。
版权所有，侵权必究。

图书在版编目（CIP）数据

医学微生物学实验指导及习题集 / 袁树民，康曼，周亚莉主编. —北京：电子工业出版社，2021.8
ISBN 978-7-121-41794-8

Ⅰ.①医… Ⅱ.①袁…②康…③周… Ⅲ.①医学微生物学–医学院校–教学参考资料 Ⅳ.①R37

中国版本图书馆 CIP 数据核字 (2021) 第 160067 号

责任编辑：汪信武
印　　刷：三河市鑫金马印装有限公司
装　　订：三河市鑫金马印装有限公司
出版发行：电子工业出版社
　　　　　北京市海淀区万寿路173信箱　邮编：100036
开　　本：889×1194　1/16　　印张：10　　字数：246千字
版　　次：2021年8月第1版
印　　次：2021年8月第1次印刷
定　　价：32.00元

凡所购买电子工业出版社图书有缺损问题，请向购买书店调换。若书店售缺，请与本社发行部联系，联系及邮购电话：（010）88254888，88258888。
质量投诉请发邮件至 zlts@phei.com.cn，盗版侵权举报请发邮件到 dbqq@phei.com.cn。
本书咨询联系方式：QQ 20236367。

前　言

医学微生物学实验课是医学微生物学的重要组成部分。为适应教学改革，满足教学需要，我们根据新的教学大纲的要求，组织桂林医学院医学微生物学教研室全体同仁编写了这本《医学微生物学实验指导及习题集》。

书中内容包括两部分，第一部分为实验指导（一至四篇），包括染色技术、细菌培养与检测、药物敏感实验等。每个实验大多涉及实验目的、实验材料、实验原理、实验方法、实验结果及思考题等内容。每个实验是以形态观察、病原学检测方法为重点，突出本学科实验课的特点，使理论与实践紧密结合，基础与临床密切联系。以达到培养学生独立思考能力、创新能力和实践能力的目的。第二部分为习题集（第五篇），是以国家卫健委"十三五"规划教材《医学微生物学（第9版）》为基础，针对每章的重点、难点设计的练习题，涉及名词解释、选择题、填空题、问答题，每章习题均附以参考答案，以帮助学生巩固和掌握所学的理论知识，强化概念，提高应试能力。

需要特别说明的是，书内的专业词汇因在教材中已给出其相关英文全称，因此在该书稿内只体现其英文缩写。由于有些实验材料是实验室常规材料，因此该书各实验中的实验材料并不一定与实验方法中出现的材料一一对应。

该书适用于预防医学、临床医学、口腔医学、护理学、药学、生物技术、生物医学工程、健康管理、信息管理与信息系统、社会工作、劳动与社会保障等专业普通教育及成人教育本、专科层次的学生使用。

该书在编写过程中得到了各参编老师的大力支持，桂林医学院医学微生物学教研室何玉林、黄大林两位教授对全稿进行了审阅并提出了宝贵意见，在此一并表示衷心的感谢。由于时间仓促，水平有限，书中难免有不当之处，敬请读者批评指正，以便重印时修正。

袁树民
2021 年 5 月

实验室规则

医学微生物学实验的对象大多是病原微生物,因此必须严格贯彻"无菌观念",防止实验中自身感染和环境污染是实验室最重要的原则。

一、尽量不携带个人生活、学习用品进入实验室,必要的用具带入后,应放在远离操作台的位置。

二、进入实验室后穿上工作衣,离开实验室时脱下工作衣反叠带走。在实验室内应保持安静、整洁、有秩序,不得高声谈笑、随便走动或拆卸仪器、搬弄标本。

三、实验室内严禁吸烟、进食、饮水,严禁用嘴吸移液及润湿标签,尽量不要用手触摸头面部及身体的其他暴露部位。

四、若不慎打破菌种管或使有菌材料污染皮肤、衣物、桌面等,应立即报告指导教师,切勿隐瞒或自行处理。

五、被污染过且需要回收的吸管、滴管、试管、玻片等物品用完后立即投入事先准备的消毒液中,不得放在桌面上或水槽内。

六、爱护公物,节约试剂材料,不得将实验室任何物品私自带走。如遇仪器、实验用品损坏,应报告指导教师并按规定予以赔偿。

七、实验完毕,整理桌面,值日生打扫室内卫生,最后离开的同学应注意关好水电、门窗,洗手后离开实验室。

目 录

第一篇 医学微生物学基本实验技术 … 1
- 实验一 显微镜油镜的使用和保护 … 1
- 实验二 细菌基本形态的观察 … 2
- 实验三 细菌特殊结构的观察 … 3
- 实验四 不染色标本的观察 … 4
- 实验五 细菌的染色法 … 5
- 实验六 基础培养基的制备 … 8
- 实验七 细菌的人工培养法 … 10
- 实验八 自然界与人体的微生物检查 … 17
- 实验九 细菌代谢产物的检查 … 19
- 实验十 理化及生物因素对细菌的影响 … 23
- 实验十一 细菌变异现象的观察 … 28

第二篇 综合实验 … 30
- 实验一 脓液标本病原菌的分离培养与鉴定 … 30
- 实验二 肠道杆菌 … 31
- 实验三 水样中的微生物检查 … 38
- 实验四 空气中的微生物学检测 … 46

第三篇 医院感染的微生物学监测 … 48
- 实验一 物体表面细菌学监测 … 48
- 实验二 医护人员手细菌学监测 … 49
- 实验三 空气的细菌学监测 … 50
- 实验四 消毒液细菌学监测 … 50
- 实验五 无菌器材、一次性注射用品细菌学监测 … 51

第四篇 药物实验 … 53
- 实验一 药物的体外抗菌试验 … 53
- 实验二 药物的微生物学检验 … 56
- 实验三 抗生素效价的微生物学测定 … 60

第五篇　习题及参考答案	64
绪　论	64
第一章　细菌的基本性状	66
第二章　细菌的分布与消毒灭菌	72
第三章　细菌的感染与免疫	76
第四章　细菌感染的检查方法与防治原则	80
第五章　呼吸道感染的细菌	83
第六章　消化道感染的细菌	87
第七章　创伤感染的细菌	90
第八章　性传播细菌	93
第九章　动物源性细菌	96
第十章　病毒的基本性状	100
第十一章　病毒的感染与免疫	104
第十二章　病毒感染的检查方法与防治原则	109
第十三章　呼吸道感染的病毒	112
第十四章　消化道感染的病毒	116
第十五章　虫媒病毒和出血热病毒	120
第十六章　反转录病毒	123
第十七章　肝炎病毒	126
第十八章　疱疹病毒	133
第十九章　其他病毒	136
第二十章　真菌学总论	139
执业医师考试医学微生物学部分历年真题汇编	141

第一篇 医学微生物学基本实验技术

实验一 显微镜油镜的使用和保护

【实验目的】

熟悉显微镜的使用方法。

【实验材料】

标本、载玻片、显微镜、香柏油、二甲苯、擦镜纸等。

【实验原理】

使用油镜时，需在载玻片上滴加香柏油。这是因为油镜的放大倍数较高，而透镜很小，光线通过不同密度的介质（载玻片→空气→透镜）时，部分光线会发生折射而散失，进入镜筒的光线少，视野较暗，物体观察不清。若在透镜和载玻片之间滴加与载玻片折光率（$n=1.52$）相仿的香柏油折光率（$n=1.515$），则使进入油镜的光线增多，视野亮度增强，物像清晰（图1-1）。

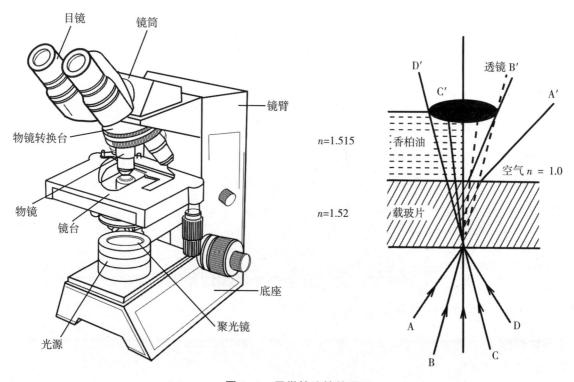

图1-1 显微镜油镜的原理

【使用方法】

1. 使用前必须对所用显微镜进行详细检查，若发现问题应及时报告老师。
2. 调光：检查未染色标本时，以弱光线为宜，此时可将集光器下降或缩小光栅，检查染色标本时，以强光线为宜，此时应将集光器升到最高位置，将光圈完全打开。

3. 标本观察：将标本置于载物台上，用弹簧夹或标本推进器固定，将待检标本移于物镜下。先用低倍镜找出标本的位置，然后提高镜筒，在标本欲检部位滴1滴香柏油，然后转换成油镜。从旁边观察，调节粗螺旋，使镜头浸入香柏油中至接近玻片时为止（注意勿压碎玻片）。通过目镜观察，调节粗螺旋提升镜筒，至看到模糊物像时，再调节细螺旋，至可清晰看到标本为止（如果油镜末端已离开油面，应按上述过程重复操作）。观察标本时应双眼同时睁开，以减少眼睛疲劳。最好用左眼观察，右眼配合绘图和记录。观察完毕，应先提高镜筒，并将高倍镜（或油镜）头转向一侧，再取下玻片。

4. 显微镜使用完毕后，用擦镜纸擦拭油镜头，不可用粗布或硬纸擦拭；向下调节聚光镜，反光镜直放，物镜头成八字形摆放；套好镜罩，按指定地点放好。

5. 显微镜的保护要点：

（1）显微镜是精密仪器，注意爱护，取送搬移时，要一手握紧镜臂，一手托住镜座，轻拿轻放，以免碰撞，严格按规程操作。

（2）物镜和目镜只能用擦镜纸擦拭，不能用手、手绢、餐巾纸等擦拭，每次使用完油镜，应立即用擦镜纸将油镜上的油擦干净，若油已干或镜头模糊不清，可用擦镜纸蘸少许二甲苯擦拭，并用另一张擦镜纸擦净残留的二甲苯。

（3）不能用错物镜，切片观察时不能放反，使用高倍镜时应先用低倍镜观察后再转换成高倍镜观察。

（4）细螺旋是显微镜最精细而脆弱的部分，只能做轻微的来回转动。显微镜各部位应保持清洁，避免日光直接照射，避免与强酸、强碱等化学物质接触。

（5）显微镜不用时，必须将物镜转成"品"字形，降下聚光器，罩上防尘套，置于干燥处，以防受潮。

【思考题】

1. 如何识别普通光学显微镜的油镜头？怎样正确使用油镜？
2. 油镜的原理是什么？为什么要选用香柏油作为镜油？

实验二　细菌基本形态的观察

【实验目的】
掌握细菌的三种基本形态。

【实验材料】
金黄色葡萄球菌、大肠埃希菌、霍乱弧菌的革兰染色示教片等。

【实验方法】
将各示教片置油镜下观察，注意观察其形态、排列及染色性，并记录观察结果。

【实验结果】

1. 金黄色葡萄球菌：革兰染色阳性，球形，常呈葡萄串状排列（图1-2A）。
2. 大肠埃希菌：革兰染色阴性，为两端钝圆的短杆菌，散在排列（图1-2B）。
3. 霍乱弧菌：革兰染色阴性，菌体只有一个弯曲，呈逗点状，散在排列（图1-2C）。

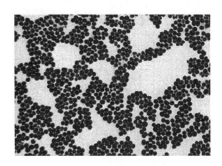
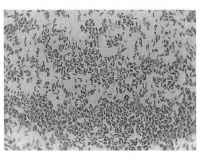
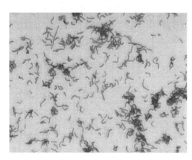

A. 金黄色葡萄球菌　　　　B. 大肠埃希菌　　　　C. 霍乱弧菌

图1-2　细菌的基本形态

【思考题】

1. 细菌的基本形态有哪些？
2. 能否根据细菌的形态来鉴别细菌？

实验三　细菌特殊结构的观察

【实验目的】

掌握细菌的几种特殊结构。

【实验材料】

伤寒沙门菌鞭毛染色、肺炎链球菌荚膜染色、破伤风梭菌芽孢染色示教片等。

【实验方法】

将各示教片置于油镜下观察并记录观察结果。

【实验结果】

1. 伤寒沙门菌鞭毛染色：可见伤寒沙门菌菌体呈紫红色，周身鞭毛呈红色（图1-3A）。
2. 肺炎链球菌荚膜染色：可见肺炎链球菌菌体被染成紫色，成对排列，菌体周围有一圈未着色的环状带，即为荚膜（图1-3B）。
3. 破伤风梭菌芽孢染色：可见破伤风梭菌菌体被染成紫色，菌体顶端可见一个比菌体大的正圆形芽孢，整个菌体呈鼓槌状（图1-3C）。

【思考题】

1. 细菌特殊结构中，哪一种在光学显微镜下观察不到？
2. 细菌有哪些特殊结构？各有什么功能？

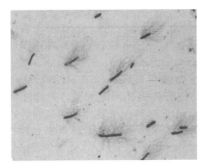
A. 伤寒沙门菌鞭毛

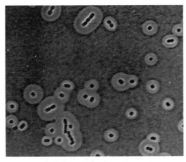
B. 肺炎链球菌荚膜

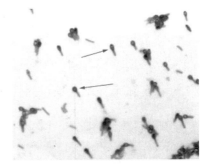
C. 破伤风梭菌芽孢

图 1-3　细菌的特殊结构

实验四　不染色标本的观察

细菌鞭毛与其动力有关，有无鞭毛，则细菌的运动方式不同。依其运动特点可间接判定细菌有无鞭毛，也是鉴定细菌的方法之一。应用不染色标本可直接观察活细菌的形态和运动，且能避免由于某些染色操作而引起细菌变形，常用的不染色标本的制备方法有悬滴法和压滴法。

证明细菌有无鞭毛，除显微镜直接观察其运动特点外，还可以通过鞭毛染色法直接观察有无鞭毛及其特点，也可以通过半固体穿刺培养法间接证明。

【实验材料】

枯草芽孢杆菌 6~12 小时肉汤培养物、葡萄球菌 6~12 小时肉汤培养物、凡士林、载玻片、凹玻片、盖玻片、接种环、酒精灯等。

【实验方法】

1. 悬滴法：取干净的凹玻片和盖玻片各一张，涂少许凡士林于凹玻片窝的周围；取一接种环枯草芽孢杆菌 6~12 小时肉汤培养物滴于盖玻片中央，将盖玻片迅速翻转，覆盖于凹玻片窝上（图 1-4）。轻压盖玻片，使其固定并密封，防止菌液变干，便于长时间观察。同法再以葡萄球菌 6~12 小时肉汤培养物做一悬滴片。

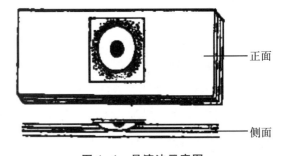

图 1-4　悬滴法示意图

镜检方法：将集光器稍降下，使视野内光线变暗。用低倍镜找出悬滴的边缘，然后换用高倍镜或油镜观察滴内细菌的形态和运动。枯草芽孢杆菌有鞭毛能运动。它们可向不同方向运动，速度较快，相互间的位移很大。葡萄球菌没有鞭毛不能运动，但由于受水分子的撞击而呈分子运动（布朗运动），只在一定范围内往复颤动，相互间位移不大。按细菌运动性的不同，可以分析细菌有无鞭毛，这是鉴别菌种的要点之一。

2. 压滴法：分别取枯草芽孢杆菌和葡萄球菌 6~12 小时肉汤培养物，放于载玻片中央。小心地把盖玻片放于液滴之上，勿使中间产生气泡，中间液层越薄越好。镜检方法与悬滴法相同。本法较悬滴法简单，但标本容易干涸，不能长时间观察（注意：勿将菌液压溢到玻片边缘之外）。

实验五　细菌的染色法

形态学检查是鉴定细菌一个重要的环节。细菌个体小，无色半透明，不染色在镜下不易被观察，给菌体着色后，即可在镜下清晰地观察其形态特征，有助于菌种的鉴定。

进行细菌染色时因其等电点低（pH2~5），细菌在中性、碱性以及弱酸性环境中都带有负电荷，易与带正电荷的碱性染料结合，常用亚甲蓝、复红、结晶紫等碱性染料染色。碱性染料电离后带色离子带正电荷，易与带负电荷的被染物结合，使细菌着色。染色方法有单染色法与复染色法，只用一种染料使细菌着色的方法称单染色法，用两种或两种以上染料染色的方法称复染色法，主要有革兰染色法、抗酸染色法，此外还有多种特殊染色法。

一、细菌涂片的制作

【实验目的】

1. 了解细菌常用的一些染色方法。
2. 掌握细菌涂片制作的步骤。

【实验材料】

菌液或固体平板上生长的菌落及载玻片、接种环、酒精灯等。

【实验方法】

1. 涂片：按无菌操作取材法进行，具体步骤如下。

（1）用肉汤培养物涂片

1）右手拿接种环的黑色塑料柄部分，左手托持试管。

2）将接种环按15°角放在酒精灯的外焰中烧灼灭菌，直到把金属丝烧红，然后将金属杆也通过火焰略加烧灼（图1-5）。对于接种环的使用，必须牢记一句话：使用前和使用后均要烧灼灭菌。

3）用右手小指和手掌的前内缘拔掉左手所持试管的棉塞，并立即将试管口用火焰烧灼灭菌。

4）用灭菌后已冷却的接种环伸入试管中取出材料（图1-6），此时注意勿使沾有材料的接种环触碰试管壁及试管口。

5）将试管口再次灭菌，棉塞也要在火焰上略加烧灼（时间要短，以免点燃棉塞），塞好棉塞，放回原处。

6）将接种环上材料涂于载玻片上，随后立即将接种环烧灼灭菌。为防止细菌溅洒污染环境，接种环灭菌前，须先将接种环靠近火焰或放于内焰中烤干，然后再在外焰中烧红灭菌，杀死残留的细菌。

（2）用斜面培养物涂片：用细菌斜面培养物涂片，需预先取一接种环生理盐水放在载玻片上，然后再按无菌操作取材法从斜面培养物上取少量菌苔，在水滴内轻轻研磨将细菌制成菌悬液，再涂成一薄膜,大小约 1cm×1cm。无菌操作取材步骤同前。

2. 干燥:放空气中自然干燥。如欲加速,也可把涂片置于火焰上部的热气层中烘烤,但切勿将涂膜烤焦。

3. 固定:用木夹子夹住涂片,在火焰的最热部分连续通过 3 次,并固定住。此时杀死细菌,并使标本固定于载玻片上,以免在染色或水洗过程中被冲掉。

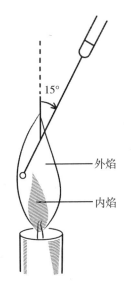

图 1-5　接种环灭菌示意图

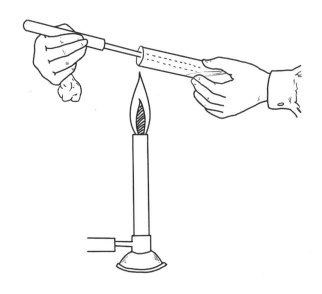

图 1-6　细菌培养物取材示意图

二、革兰染色法

【实验目的】

1. 掌握革兰染色法的步骤。

2. 熟悉革兰染色法的原理。

【实验原理】

革兰染色法于 1884 年由丹麦细菌学家 Gram 创建,是细菌学中广泛使用的一种鉴别染色法。经此法染色后,可将细菌分为两大类,即革兰阳性(G^+)菌和革兰阴性(G^-)菌,有助于细菌的鉴别。另外,根据初步染色结果,可以协助临床选择抗菌药物,并对了解细菌的致病性有一定的帮助。该染色法的机制:①细胞壁结构学说:基于革兰阳性菌细胞壁与革兰阴性菌细胞壁的差异。细菌经结晶紫初染染成紫色。革兰阳性菌细胞壁肽聚糖层数多,且肽聚糖为空间网状结构,再经乙醇脱水,网状结构更为致密,染料复合物不易从细胞壁内漏出,仍为紫色。而革兰阴性菌细胞壁脂类含量多,肽聚糖层数少,且肽聚糖为平面片层结构,易被乙醇溶解,使细胞壁通透性增高,结合的染料复合物容易泄漏,细菌被脱色为无色,再经稀释复红染色液复染成红色。②等电点学说:革兰阳性菌的等电点(pH2~3)比革兰阴性菌的等电点(pH4~5)低,在同一 pH 条件下,革兰阳性菌比革兰阴性菌所带负电荷要多,与带正电荷的碱性染料结合力牢固,不易脱色;③化学学说:革兰阳性菌含有大量核糖核酸镁盐,与进入胞浆内的结晶紫和碘牢固结合成大分子复合物,不易被 95% 乙醇脱色;而革兰阴性菌含此种物质量少,故易被乙醇脱色。

【实验材料】

细菌涂片、结晶紫染色液、卢戈碘液、95%乙醇、稀释复红染液等。

【实验方法】

1. 传统革兰染色：

（1）将结晶紫染液加于细菌涂片上，染色（初染）1分钟。

（2）水洗后加卢戈碘液处理（媒染）1分钟。

（3）水洗后用95%乙醇脱色，脱色时频频摇动玻片，直至流下的液体无色为止（约需30秒）。

（4）水洗后加稀释复红染液染色（复染）30秒。

（5）水洗，用滤纸轻轻吸干，待标本充分干燥后进行镜检。

2. 改良革兰染色：

（1）龙胆紫（龙胆汁、乙醇）染色10秒，之后水洗。

（2）碘溶液（碘、碘化钾）染色10秒，之后水洗。

（3）脱色液（丙酮、乙醇）脱色10秒，之后水洗。

（4）沙皇溶液（沙皇、乙醇）复染10秒，之后水洗。

用滤纸轻轻吸干，待标本充分干燥后进行镜检。

在染色过程中，水洗要用自来水或洗瓶的细水流徐徐冲洗涂片的表面，勿使强水流直接冲到涂片上。

【实验结果】

革兰阳性菌染成紫色，革兰阴性菌染成红色。

【思考题】

1. 细菌染色前，为什么必须进行固定？

2. 在革兰染色过程中，哪个步骤对染色结果影响最显著？

3. 试述革兰染色法的主要步骤、结果及实际意义。

三、抗酸染色法

【实验目的】

1. 了解抗酸染色法的原理及意义。

2. 学会抗酸染色法的基本过程，并且通过光学显微镜观察细菌的形态结构，能够对抗酸杆菌进行鉴别。

【实验原理】

分枝杆菌属最显著的特性为其细胞壁中含有大量类脂，可达菌体干重的40%左右，故生长形成粗糙型菌落，而且也难以用一般染料染色。然而，若设法用石炭酸复红染料使之着色后，又不易被3%盐酸乙醇脱色，而非抗酸性细菌胞内的石炭酸复红染料易离开菌体，可被3%盐酸乙醇脱色，不被着色，抗酸性与细胞壁内所含分枝菌酸残基和细胞壁固有层的完整性有关。结核分枝杆菌一般常用齐-尼氏抗酸性染色法染色，结核分枝杆菌染成红色，其他非抗酸性细菌及细胞质等染成蓝色。

【实验材料】

1. 菌种：结核患者痰标本或BCG菌液。
2. 染液：石炭酸复红染液，3%盐酸乙醇，碱性亚甲蓝染液。
3. 器材：载玻片，显微镜，酒精灯，接种环等

【实验方法】

1. 取结核患者痰标本或BCG菌液涂片，干燥固定。
2. 石炭酸复红初染：将石炭酸复红染液滴在涂片上，染色10分钟，之后水洗。
3. 3%盐酸乙醇脱色：用3%盐酸乙醇脱色1分钟，之后水洗，使流出的液体几乎无色为止。
4. 碱性亚甲蓝复染：用碱性亚甲蓝染液复染1分钟，水洗，吸干水后用油镜检查。

【实验结果】

抗酸菌呈红色，非抗酸菌呈蓝色。

实验六　基础培养基的制备

培养基是根据细菌生长繁殖的需要由人工配制的营养基质，培养基的基本成分有蛋白胨、氨基酸、糖类、盐和水分。除含有营养成分外，还要调节到适当的酸碱度（pH7.4~7.6），经灭菌后使用。常用的培养基有基础培养基、营养培养基、鉴别培养基、选择培养基和厌氧培养基等。能使多数病原菌生长繁殖的培养基称为基础培养基。培养基按物理性状的不同又可分为液体、半固体和固体培养基三种。

培养基的主要作用是：①分离和繁殖细菌；②保存菌种；③鉴定细菌；④生产菌苗、抗生素；⑤细菌生理学的研究。

一、肉汤培养基的制备

肉汤培养基是常用的液体培养基，也是制备常用的细菌分离培养基及其他某些培养基的基础。

【实验材料】

鲜牛肉（去脂肪和肌腱）、蛋白胨、氯化钠、pH试纸、10%碳酸氢钠、试管、三角烧瓶、蒸馏水等。

【实验方法】

1. 将新鲜牛肉500g切碎或搅碎，加水1000ml，放4℃冰箱或冷处浸泡过夜，然后煮沸30分钟，放凉，使残余的脂肪凝固，再用绒布或滤纸过滤，将滤液补足为原量。此溶液称为肉水或肉浸液。
2. 1000ml肉水中加入蛋白胨10g、氯化钠5g，加热溶解，放凉。
3. 用精密pH试纸测酸碱度，用10%碳酸氢钠校正pH为7.2左右。过碱时，可用10%醋酸校正之。
4. 酸碱度调整后，煮沸3~5分钟，补足因蒸发失去的水量，待冷后用滤纸过滤，使之澄清透明。并重新测定酸碱度一次，若变动较大，应再次矫正。

5. 分装于试管中或三角烧瓶中，103.4kPa（121℃）高压蒸汽灭菌 20~30 分钟。

若用市售的牛肉膏代替新鲜肉水时，可将牛肉膏溶成 0.3%~0.5% 的水溶液，再根据上述方法制成培养基。

二、普通琼脂培养基的制备

琼脂是从海藻中提取的一种多糖，俗称洋粉，具有 100℃溶化，40℃凝固的特性。细菌不能分解琼脂，故无营养作用，仅是固体培养基的赋形剂。

普通琼脂培养基是常用的固体培养基，包括普通琼脂平板和普通琼脂斜面两种，前者用于分离纯种细菌，后者用于增殖纯种细菌或保存菌种。

普通琼脂培养基也可用市售的营养琼脂粉（含有普通琼脂培养基的各种成分并已调好 pH）制备，用法见产品说明书。

【实验材料】

肉汤 200ml、蛋白胨 2g、氯化钠 1g、琼脂 5g、无菌平皿、灭菌试管、三角烧瓶等。

【实验方法】

1. 按实验材料的数量把肉汤、蛋白胨、氯化钠和琼脂放到三角烧瓶中，加热溶化。
2. 趁热用 pH 试纸测酸碱度，用 10% 碳酸氢钠校正 pH 为 7.2 左右。
3. 103.4kPa 高压蒸汽灭菌 20~30 分钟。
4. 趁热将溶化的培养基倒入灭菌平皿内，每个平皿倒入约 15ml（直径 70mm），凝固后即成普通琼脂平板培养基；若趁热将培养基倒入灭菌试管内，再将试管斜放在试验台上，凝固后即成普通琼脂斜面培养基（图 1-7）。

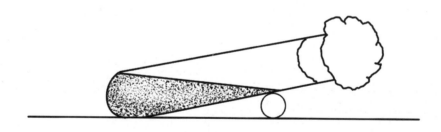

图 1-7 普通琼脂斜面培养基示意图

三、血液琼脂培养基的制备

有些细菌其营养要求较高，在普通琼脂培养基上生长不良，可用血液琼脂培养基进行培养。

【实验材料】

普通琼脂培养基 200ml，血液（无菌脱纤维羊血或兔血）10~20ml。

【实验方法】

1. 加热溶化普通琼脂培养基。
2. 待冷至 50℃左右时，加入无菌的脱纤维血液，混匀（注意勿使产生泡沫）。
3. 分别注入灭菌试管或平皿中制成血斜面和血平板培养基。

四、半固体培养基的制备

于肉膏汤或肉汤中加入0.3%~0.5%琼脂,加热溶化后,分装于试管中,经103.4kPa 20分钟高压灭菌后,直立放置,冷却后即成半固体培养基。置37℃温箱中培养24小时无菌生长即可使用。常用于观察细菌动力和保存菌种。

【思考题】

1. 制备培养基的一般程序是什么?

2. 肉汤培养基、肉汤固体培养基和肉汤半固体培养基的配方成分有何区别?这三种培养基各有何用途?

实验七　细菌的人工培养法

一、细菌接种技术

【接种意义】

不同的细菌具有不同的生物学特性,利用各种培养基分别研究它们的生物学特性,鉴别细菌的种类,有助于细菌感染性疾病的诊断,或进行其他实验。但是,由于正常菌群的存在,一般的被检标本(例如脓汁、尿、痰、大便)中常含有多种细菌,因此首先必须把它们各自分离开来,获得纯种细菌,然后才能做进一步鉴定。

【接种器具】

接种环和接种针是最常用的接种细菌的工具,它们的使用方法是微生物学实验的最基本技能之一。

1. 结构:接种环和接种针均由三部分组成,其环及针多用易于传热又不易生锈且经久耐用的白金或镍制成,环的直径一般为3~4mm,环和针的长度一般为40~50mm,其一端固定于铝制的金属杆上,金属杆的另一端为手持的绝缘柄(图1-8)。

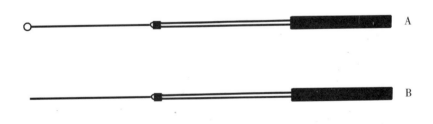

图1-8　接种环(A)和接种针(B)

2. 使用方法:手持绝缘柄,将接种环或接种针按15°角放在酒精灯的外焰中烧灼灭菌,直到把金属丝烧红,然后将铝制的金属杆部也通过火焰略加烧灼,待冷却后即可取标本。用毕,斜持接种环或接种针,先将金属丝染菌部位稍上部分置于酒精灯外焰中,使染菌部位的水分蒸发后,再将接种环或接种针置于酒精灯外焰中烧红,然后使金属杆部分通过外焰3次,灭菌后搁于架上,切勿随手乱放，以免灼焦实验台面或其他物品。

3. 用途：接种环主要用于划线分离、纯种移种及涂片制备等，接种针主要用于穿刺接种及菌落的挑选。

二、分离培养法——平板分区划线法

临床的痰、大便、脓汁等标本，常混杂有多种细菌，要从中找出病原菌，就必须通过平板划线法，使其中的细菌在琼脂平板表面逐步稀释，充分地分散开来，使单个活的细菌能固定在一点上生长繁殖，形成单个菌落，根据菌落的特征，挑取单个可疑病原菌的菌落扩大培养，便可达到分离纯种细菌的目的。有了纯种的细菌，就可以进一步鉴别或用作其他用途。划线的方法有多种，现以平板分区划线法为例。

【实验目的】

掌握平板分区划方法。

【实验材料】

金黄色葡萄球菌和大肠埃希菌混合菌液、普通琼脂平板等。

【实验方法】

1. 取琼脂平板1个，用标签纸做好标记（包括接种物、日期、班组、接种者）贴在琼脂平板底的玻璃上。

2. 右手持接种环在酒精灯火焰上烧灼灭菌，待冷（5秒左右），以无菌操作取混合菌液一环。

3. 左手持琼脂平板（让皿盖留在桌上），使有培养基的一面与酒精灯火焰尽量垂直，以减少空气中杂菌的落入。右手握持沾有混合菌液的接种环，将细菌涂布于琼脂平板的边缘上，约占平板总面积的1/10为1区（图1-9）。划线时，使接种环与平板表面成30°~40°，轻轻接触，以腕力或指力在平板培养基的表面做轻快的滑动，不可用力太大，以免划破琼脂培养基。划线要连续、密集、平行，要充分利用平板的表面。

4. 划完1区后，烧灼接种环，以杀灭环上多余的细菌，待冷（环是否冷却，可先在平板边缘处轻触表面，若接触处琼脂熔化，表示尚未冷却，稍后再复试），将接种环通过1区做连续划线，约占平板面积的1/5为2区，再依次划3区、4区或5区。划完2区后，在划3区、4区或5区前是否烧灼接种环和划线时每区要交叉多少条线，应根据估计接种材料中所含细菌数量的多少而定。

5. 划线接种完毕，应立即将有培养基的皿底倒置于皿盖内（即皿底朝上，皿盖在下，这样可避免培养过程中凝结水自皿盖滴下，冲散菌落）。同时，将接种环灭菌后放回原处。将平板放入37℃温箱中培养。

6. 37℃培养18~24小时后取出，观察平板表面生长的不同菌落（图1-10）。注意其大小、形状、边缘、表面、透明度和颜色等性状。由于不同细菌其菌落的特征有所不同，可用于初步鉴别细菌。从平板上挑选可疑的单个细菌菌落接种于琼脂斜面上，经37℃温箱中培养18~24小时后，即可获得某一种细菌的纯种。不在划线上的菌落多是从空气中落入的杂菌。

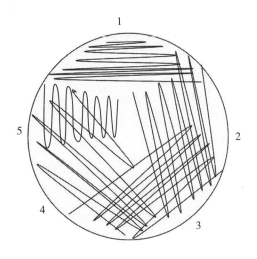
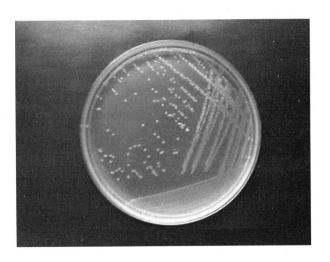

图 1-9 平板分区划线法示意图　　　　图 1-10 平板分区划线结果

【实验结果】

菌落形态观察：首先先观察整个平板培养基上的菌落形态及种类，然后再选有代表性的各种孤立菌落做如下的详细观察（图 1-11）。

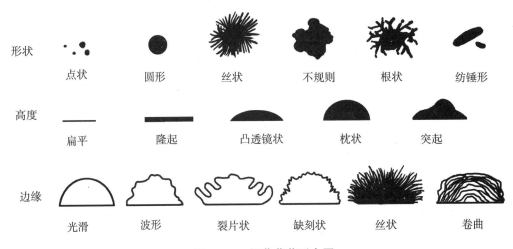

图 1-11 细菌菌落形态图

1. 大小：一般可描述为针尖大、粟粒大等，也可按实测毫米数表示。大菌落（直径在 5mm 以上），中等大菌落（直径在 3mm 左右），小菌落（直径在 1mm 左右）。

2. 形状：点状、圆形、卵圆形、叶状等。

3. 边缘：整齐、锯齿状、毛发状等。

4. 表面：光滑、皱纹、湿润、干燥等。

5. 高度：凸起、扁平、中心凹陷等。

6. 结构：均质性、颗粒状等。

7. 颜色：无色、白色、黄色、褐色等。

8. 透明度：透明、半透明、不透明等。

观察菌落时，不要将空气中落入培养基而生长的杂菌误认为是目的细菌。杂菌一般生长于划线痕迹外,或为个别的形状异常的孤立菌落。另外观察时,也要注意保护好平板培养基,勿使再落入杂菌。

三、斜面培养基接种法

【实验目的】

了解斜面培养基的用途及接种方法。

【实验材料】

大肠埃希菌、斜面培养基。

【实验方法】

斜面培养基不易被污染,常用于培养纯种细菌。斜面培养基通常也采用划线接种法。接种时,右手持接种环,先将接种环灭菌,待冷却后挑取平板培养基上孤立菌落的细菌。用左手取斜面培养基,用右手小指和手掌拔去试管棉塞,将试管口通过火焰略微加热灭菌,再将接种环插入试管(勿触碰管壁),由斜面底部向上划一直线,然后再从斜面底部向上连续蛇行划线(图1-12)。划线完毕,再将试管口过一下火焰,棉塞灭菌后,塞好棉塞,最后将接种环上的残留细菌烧灼灭菌。接种好的斜面培养基放37℃温箱中培养18~24小时,所接种的细菌则生长为均质的菌苔。此培养物来自孤立菌落,为纯种,可用于该菌的各种生物学性状检查。

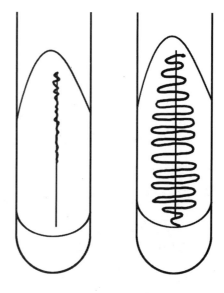

图1-12 斜面培养基接种法示意图

【实验结果】

细菌在斜面培养基上经培养后呈菌苔生长。

四、液体培养基接种法

【实验目的】

了解液体培养基的用途及接种方法。

【实验材料】

大肠埃希菌、枯草芽孢杆菌和链球菌培养物,肉汤或肉膏汤培养基、血清肉汤培养基。

【实验方法】

可采用"双管移植法"(图1-13),将琼脂斜面上生长的细菌移植于肉汤培养基中,即左手持细菌培养物和肉汤培养基两支试管,右手持接种环,按无菌操作法取少量细菌,在肉汤表面稍上的管壁上轻轻研磨,使细菌混入培养基内(图1-14)。在微量生化管接种时,用接种针取细菌标本直接接于液体培养基中,接种后放37℃温箱中培养18~24小时。肉眼观察,若培养基出现混浊或形成菌膜、沉淀等,则表示有细菌增殖,观察其增殖状态,有助于鉴别细菌。

【实验结果】

大肠埃希菌为均匀混浊生长,枯草芽孢杆菌为表面生长形成菌膜,链球菌为沉淀生长。

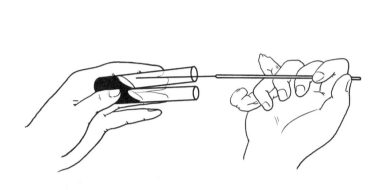

图 1-13 双管移植法示意图

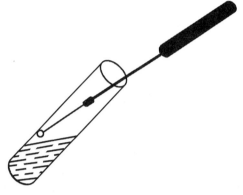

图 1-14 液体培养基接种法示意图

五、半固体培养基接种法

【实验目的】

掌握半固体培养基的用途和接种方法。

【实验材料】

大肠埃希菌、金黄色葡萄球菌斜面培养物,半固体培养基。

【实验方法】

细菌实验室为保存菌种或测定细菌有无动力,常制成固体或半固体的高层培养基,某些生化性状检查也使用高层培养基(如醋酸铅培养基)。高层培养应采用穿刺接种法,用接种针取菌落或斜面培养基上的纯种细菌,穿刺于培养基的中心,但不可直刺至试管底,一般刺入高层培养基 2/3 的高度即可(图 1-15)。

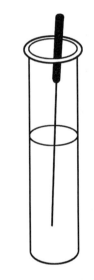

图 1-15 半固体培养基接种法示意图

【实验结果】

大肠埃希菌等有鞭毛的细菌因能运动,除在穿刺线生长外,还可向四周弥散生长,使整个培养基变混浊;金黄色葡萄球菌等无鞭毛的细菌无动力,因而只能沿穿刺线生长,使原穿刺线更为明显,穿刺线以外的培养基则仍澄清透明。

六、倾注培养法

常用于活菌计数。根据一个活菌能在培养基中形成一个菌落的原理,可用倾注培养的方法,计算出标本中的活菌数。临床上常用于泌尿系感染的细菌学检查,一般认为每毫升尿中革兰阴性杆菌的活菌数在 10^5 以上者为感染。也可用于水和饮料的细菌总数检测。

【实验目的】

了解倾注培养法的用途和接种方法。

【实验材料】

中段尿标本、无菌生理盐水、无菌1ml吸管、直径9cm无菌平皿，加热溶化并保存于50~60℃水浴的高层琼脂。

【实验方法】

1. 无菌操作吸取尿标本0.5ml至一支无菌试管中，再加入4.5ml无菌生理盐水，混匀，即为1∶10稀释的尿液，再从中取0.5ml加入4.5ml生理盐水中即为1∶100稀释的尿液。

2. 用1ml无菌吸管吸取1∶10稀释的尿液1ml注入一只无菌平皿中。同样用另一支1ml无菌吸管吸取1∶100稀释的尿液1ml注入另一无菌平皿中。

3. 将两支50~60℃的高层琼脂倾入稀释的尿液中，并立即在桌面上轻轻摇匀，待琼脂凝固后，做好标记，置37℃温箱中培养18~24小时。

【实验结果】

计数菌落数乘以稀释倍数，即等于尿液中的活细菌数。

七、细菌的培养技术

（一）一般培养法

一般培养法又称需氧培养法：将已接种好标本的各种培养基，置37℃温箱中培养18~24小时，一般细菌即可在培养基上生长。但菌量很少或生长缓慢的细菌需培养3~7天直至1个月才能生长。

（二）二氧化碳培养法

二氧化碳培养法是将某些细菌，如脑膜炎奈瑟菌、布氏菌等，放入较高浓度CO_2的环境中进行培养。常用产生CO_2的方法有烛缸法、化学法和CO_2培养箱法。

1. 烛缸法：将已接种标本的平板培养基置于容量为2000ml的干燥器内（为了隔绝空气，缸盖及缸口涂以凡士林），放入小段点燃的蜡烛（勿靠近缸壁，以免烤热缸壁而炸裂）和一小杯水（保持缸内湿度）于缸内，盖密缸盖。缸内燃烛于0.5~1分钟会因缺氧自行熄灭，此时容器内二氧化碳含量为5%~10%（图1-16）。连同容器一并置于37℃温箱中培养。

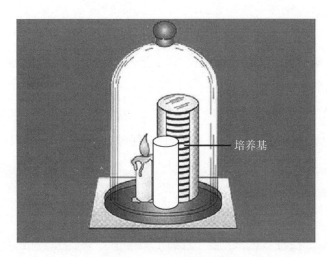

图1-16 烛缸法示意图

2. 化学法（碳酸氢钠盐酸法）：按每升容积加入碳酸氢钠0.4g与浓盐酸0.35ml的比例，分别将两者置于容器（平皿）内，连同容器置于标本缸或干燥器内，盖紧缸盖后倾斜容器，使盐酸与碳酸氢钠接触生成CO_2。

3. CO_2培养箱法：CO_2培养箱（图1-17）种类繁多，其核心部分是CO_2调节器、温度调节器及湿度调节装置，一般温度调节范围为室温至50℃，湿度在95%以上，CO_2控制范围为0~20%。当空气进入箱内后，通过能产生潮湿的含水托盘，用CO_2调节装置调节CO_2的张力，或者将空气和CO_2按比例混合来调节CO_2的张力，CO_2调节装置可以减少CO_2的消耗并且在打开培养箱门后能很好地控制和恢复CO_2的含量，能让气体由培养箱灌到样品小室内，空气在培养箱内循环流动，这样既能保持CO_2水平，又能使空气分布均匀。由于CO_2培养箱内湿度较高，必须经常处理以避免霉菌生长。CO_2培养箱主要用于组织细胞培养以及奈瑟菌、布氏菌等的初次分离培养。

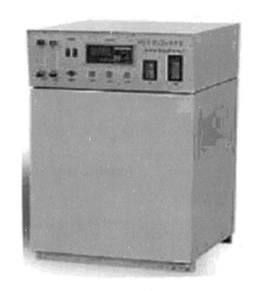

图1-17　CO_2培养箱

（三）庖肉培养基培养法

庖肉培养基培养法是厌氧培养法的一种，厌氧培养法有很多，主要利用气体交换、还原剂、催化剂等方法使培养基保持无氧的环境和还原的状态。培养厌氧菌时，须将培养环境或培养基中的O_2去除，或将氧化型物质还原，以降低其氧化还原电势，厌氧菌才能生长。

【实验原理】

庖肉培养基内含肉渣、不饱和脂肪酸、谷胱甘肽等物质，表面由凡士林隔绝空气。其中，不饱和脂肪酸在氧化时可以消耗试管内的氧气，谷胱甘肽作为一种还原剂可以使培养基中的氧化还原电势降低，有利于厌氧菌的生长。

【实验方法】

取制备好的庖肉培养基在火焰上微加热，使凡士林熔化。在无菌条件下将厌氧菌接种，完毕后再微加热，最后将培养基直立于试管架上，使凡士林密封后，在37℃温箱中培养。

（四）焦性没食子酸法

【实验原理】

焦性没食子酸法为厌氧培养法。焦性没食子酸与碱性溶液能迅速大量地吸收氧气，生成棕色的焦性没食子，它可以在任何密闭容器中快速造成无氧的环境（100ml容器中：1g焦性没食子酸+0.5g/ml碳酸氢钠2ml）。

【实验方法】

1. 平皿法：在血平板上接种好厌氧菌，在皿盖上铺好薄纱布，将焦性没食子酸0.5g置于纱布上，滴碳酸氢钠1ml，立刻将接种好的血平板扣在上面，并用熔化的石蜡密封四周，置37℃温箱中培养。

2. 试管法：将厌氧菌接种于小试管内，并在一大试管内放入有焦性没食子酸的玻璃珠，滴入碳酸氢钠，迅速把小试管放入大试管中，并用橡胶塞塞紧，石蜡封口，置37℃温箱中培养。

（五）厌氧罐法

【实验原理】

厌氧罐是由塑料、有机玻璃或金属构成的圆形容器，安装有压力表和通气阀，可以抽换气体。适合于厌氧菌的培养（图1-18）。

【实验方法】

1. 抽气换气法：适合实验室使用。将接种好细菌的平板或试管放入厌氧罐中，同时放入催化剂（钯）和指示剂（亚甲蓝）。拧紧盖子，用真空泵抽气，当指针到零时，灌入高纯度氮气，如此反复2~3次，最后一次加入氢气和二氧化碳的混合气体。封闭，37℃温箱中培养。

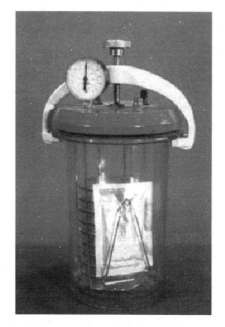

图1-18 厌氧罐

2. 气袋发生袋法：适合于床边接种和野外厌氧菌培养。除不需真空泵和气体瓶外，其他设备与抽气法相同。利用两种药片：一种是枸橼酸和小苏打，另一种是硼氢化钠。前者遇水释放二氧化碳，后者遇水释放氢气。

3. 厌氧袋法：将接种好的平板放入装有发生管和亚甲蓝指示剂管的透明不透气塑料袋内，挤出袋内空气，将袋口扎紧，然后折断发生管，产生的二氧化碳和氢气使气袋膨胀，出现水滴。半小时后，袋内化学反应完成，袋内已无游离氧，此时折断亚甲蓝指示剂管，亚甲蓝仍为无色，表明厌氧环境形成，可以进行人工培养厌氧菌。

（何玉林　周亚莉　蒋莲秀）

实验八　自然界与人体的微生物检查

一、空气中的细菌检查

【实验目的】

了解空气中微生物数量的检查方法。了解微生物在自然界的分布，以树立严格的消毒灭菌观念。

【实验材料】

普通琼脂平板培养基。

【实验方法】

1. 取普通琼脂平板培养基1块，平放在工作台面上或者室内其他地方，打开培养基盖，使培养基向上暴露在空气中30分钟。

2. 盖上盖，将其放入37℃温箱中培养24小时后观察结果。计数培养基上生长的菌落数。

二、水中微生物检查

【实验目的】

了解水中微生物检查的方法。

【实验材料】

灭菌后并冷却至45℃左右的高层琼脂、已灭菌的培养皿、1ml无菌吸管、自来水、池塘水。

【实验方法】

1. 通过无菌操作方法，用无菌吸管分别吸取自来水和池塘水1ml，分别加入两个无菌空培养皿内。

2. 将高层琼脂倾注入上述平皿内，立即将皿底紧贴桌面轻轻摇动，使琼脂与水均匀混合，静置桌面，待琼脂凝固。

3. 琼脂凝固后，将皿底向上置于37℃温箱中培养24小时，取出观察结果。分别计算每毫升自来水和池塘水所含的活菌数（即菌落数），并比较自来水与池塘水的细菌差异。

三、人体皮肤的微生物检查

【实验目的】

了解人体微生物的分布及皮肤微生物检查的方法。

【实验材料】

普通琼脂平板。

【实验方法】

1. 将中指或无名指从平板内琼脂表面轻轻抹过。

2. 将平板倒置，放入37℃温箱中培养24小时后观察结果，计数平板上的菌落数。

四、咽喉部位微生物检查

【实验目的】

了解咽喉部微生物检查的方法。

【实验材料】

血琼脂平板、无菌棉签。

【实验方法】

1. 用无菌棉签轻轻涂擦扁桃体或取咽部表面分泌物，然后在酒精灯火焰附近，将分泌物涂布于血琼脂平板内。

2. 将平板倒置，放入37℃温箱中培养24小时后观察结果。

记录培养结果（表1-1）。

表1-1 记录正常人体与环境中细菌的检查结果

结果\类别	皮肤	咽部	空气	水（个/毫升）	
				池塘水	自来水
菌落数（CFU）					

【思考题】

1. 微生物在自然界及人体的分布与临床医疗、医药卫生工作有什么关系？微生物对药品的生产和微生物学检查有何重要意义？

2. 为什么说了解微生物的分布情况对控制传染病的流行及建立无菌观念有重要意义？

实验九 细菌代谢产物的检查

细菌所具有的酶系统各不相同，对营养物质的利用能力各异，因而在代谢过程中所产生的代谢产物也不同。应用生物化学方法检测细菌的代谢产物，有助于细菌属、种的鉴定。这种利用生物化学方法来鉴别细菌的试验，统称为细菌生化反应，是鉴定细菌的重要方法之一。

一、糖发酵试验

【实验目的】

掌握糖发酵试验的原理及结果观察的方法。

【实验原理】

各种细菌含有不同的分解糖（苷、醇）的酶，对糖（苷、醇）分解能力也各不相同，有的不分解，有的分解后仅产酸，有的分解后产酸产气，故可用来鉴别细菌。

【实验材料】

1. 微量生化反应管、糖发酵管（葡萄糖、乳糖）。

2. 成分：蛋白胨水，葡萄糖、乳糖、甘露醇、蔗糖或麦芽糖等，溴甲酚紫等指示剂。

【实验方法】

将细菌接种于糖发酵管中，37℃温箱中培养18~24小时后观察结果。必要时可培养更长时间后再判定结果。

【实验结果】

观察结果时，首先确定有无细菌生长，有细菌生长时，培养液常呈混浊状。细菌若分解糖，则产酸，使指示剂变色（一般记录符号是"＋"）；有些细菌在分解糖的同时还产生气体，则倒立小管中有气泡出现（记录符号为"⊕"）；细菌若不分解糖，指示剂不变色，不见培养液混浊（记录符号为"－"）。

二、靛基质（吲哚）试验

【实验目的】

掌握靛基质试验的原理及结果观察。

【实验原理】

有些细菌具有色氨酸酶，能分解蛋白胨中的色氨酸产生靛基质，与靛基质试剂（对二甲基氨基苯甲醛）产生红色化合物。

【实验材料】

1. 微量生化反应管、蛋白胨水培养基。
2. 成分：蛋白胨 1.0g、氯化钠 0.5g、蒸馏水 100ml、靛基质试剂。

【实验方法】

将细菌接种于蛋白胨水培养基中，37℃温箱中培养 18~24 小时后观察结果。

【实验结果】

滴加数滴靛基质试剂于蛋白胨水培养基的液面上，其接触面呈玫瑰红色则为阳性，仍呈黄色则为阴性，若颜色不明显，可再加 1~2 滴乙醚，振荡试管使乙醚分散于液体中。若培养液中有靛基质存在，就可以被提取至乙醚层中，颜色反应较为明显。

三、甲基红试验

【实验目的】

掌握甲基红试验的原理及结果观察。

【实验原理】

某些细菌分解葡萄糖产生丙酮酸，丙酮酸可进一步分解产生甲酸、乙酸等酸性物质，故培养基 pH 在 4.5 以下，加入甲基红试剂后呈红色（阳性）。有些细菌分解葡萄糖产生的酸性物质进一步转化为醇、酮等非酸性物质，使培养基 pH 在 6.2 以上，加入甲基红试剂呈黄色（阴性）。

【实验材料】

微量生化反应管、葡萄糖蛋白胨水、甲基红试剂。

【实验方法】

将细菌接种于葡萄糖蛋白胨水中，37℃温箱中培养 24 小时后，再向其中加入甲基红试剂 1 滴，观察结果。

【实验结果】

出现红色反应为甲基红试验阳性，出现黄色反应为甲基红试验阴性。

四、V – P（Voges–Proskauer）试验

【实验目的】

掌握 V – P 试验的原理及结果观察。

【实验原理】

某些细菌分解葡萄糖产生丙酮酸，丙酮酸可进一步脱羧基生成乙酰甲基甲醇，乙酰甲基甲醇在碱性环境下被氧化成二乙酰，后者与蛋白胨中的精氨酸所含的胍基起作用，生成红色胍缩二乙酰，为 V-P 试验阳性。若培养基中胍基含量少，加入少量含胍基的化合物如肌酸肌酐，可以加速其反应。

【实验材料】

微量生化反应管、葡萄糖蛋白胨水、V-P 试剂（6% α – 萘酚乙醇溶液、40% 氢氧化钾溶液）。

【实验方法】

将细菌接种于葡萄糖蛋白胨水中，37℃温箱中培养 24~48 小时后，滴加 6% α – 萘酚乙醇溶

液 2 滴，再滴加 40% 氢氧化钾溶液 1 滴，充分振荡后，室温下静置 15 分钟后观察结果。

【实验结果】

呈红色反应为阳性，若无红色反应出现，且置 37℃ 温箱中培养 4 小时后仍无红色者为阴性。

五、枸橼酸盐利用试验

【实验目的】

掌握枸橼酸盐利用试验的原理及结果观察。

【实验原理】

当细菌可以利用铵盐作为唯一氮源，同时利用枸橼酸盐作为唯一碳源时，可在枸橼酸盐培养基上生长，并分解枸橼酸盐为碳酸盐，使培养基变为碱性，指示剂溴麝香草酚由绿色变为深蓝色，为枸橼酸盐利用试验阳性。若细菌不能利用枸橼酸盐为碳源，则细菌不能生长，培养基不变色，仍为绿色。

【实验材料】

枸橼酸盐斜面培养基。

【实验方法】

将细菌接种于枸橼酸盐培养基上，37℃ 温箱中培养 48 小时后观察结果。

【实验结果】

培养基上有细菌生长，而且培养基由绿色变为深蓝色者为阳性；若培养基上无细菌生长，培养基颜色不变，仍保持绿色则为阴性。

六、硫化氢试验

【实验目的】

了解硫化氢试验的原理。

【实验原理】

某些细菌能够分解培养基中的含硫氨基酸（如半胱氨酸、甲硫氨酸），生成硫化氢，硫化氢遇铅或铁离子形成黑色的硫化铅或硫化亚铁沉淀物。沉淀物愈多，表示生成的硫化氢愈多。

【实验材料】

微量生化反应管、醋酸铅培养基。

【实验方法】

将细菌穿刺接种于醋酸铅培养基中，37℃ 温箱中培养 24 小时后观察结果。

【实验结果】

培养基出现黑色沉淀为阳性，不变色为阴性。

七、尿素分解试验

【实验目的】

了解尿素分解试验的原理。

【实验原理】

具有尿素酶的细菌能够分解尿素产氨，使培养基呈碱性，酚红指示剂变为红色。

【实验材料】

微量生化反应管，尿素培养基。

【实验方法】

将细菌接种于尿素培养基中，37℃温箱中培养 18~24 小时后观察结果。

【实验结果】

培养基变为红色则为阳性，不变色则为阴性。

八、明胶液化试验

【实验目的】

了解明胶液化试验的原理。

【实验原理】

某些细菌具有明胶酶，能分解明胶为多肽，并进一步分解为氨基酸，使明胶失去凝固力。

【实验材料】

微量生化反应管，明胶培养基。

【实验方法】

将细菌穿刺接种于明胶培养基中，置 22℃温箱中培养 5~7 天，逐日观察结果（若在盛夏时节，无 22℃培养条件时，可放 35℃温箱中培养，但在此温度下，明胶培养基呈液体状态，故应将培养物置 4℃冰箱 30 分钟后观察结果）。半固体状态的明胶培养基成为液体状态为阳性，培养基仍然为半固体状态则为阴性。

【实验结果】

将细菌生化反应结果记录于表 1-2 中。

表 1-2 细菌生化反应结果

生化反应 菌种	糖发酵试验	吲哚试验	甲基红试验	V-P试验	枸橼酸盐利用试验	硫化氢试验	尿素分解试验	明胶液化试验
大肠埃希菌								
产气杆菌								
伤寒沙门菌								
乙型副伤寒沙门菌								
变形杆菌								

注：可以用以下符号表示实验结果。"0"表示未做；"⊕"表示产酸产气；"+"表示阳性；"-"表示阴性

【思考题】

1. 大肠埃希菌与产气杆菌均是革兰阴性菌，形态上不易区分，可以利用哪些生化试验加以鉴别？

2. 利用糖的分解代谢鉴定细菌常用的生化试验有哪些？

实验十 理化及生物因素对细菌的影响

微生物和其他生物一样，与外界环境有着密切的联系。外界环境适宜，微生物就生长繁殖；条件改变过于剧烈，微生物的各种代谢可能发生改变，甚至菌体内蛋白质变性凝固，则会导致其生长停滞、死亡。在医学上常用人工方法，给微生物造成极为不利的环境来达到杀灭微生物的目的。同时，据此亦可用来测定细菌对抗菌药物的敏感性。

一、紫外线的杀菌作用

【实验目的】

了解紫外线杀菌的原理及影响因素。

【实验原理】

波长为200~300nm的紫外线对细菌有杀灭作用，其中波长为265~266nm的紫外线杀菌作用最强。细菌经紫外线照射后，可在DNA中形成胸腺嘧啶二聚体，从而干扰了DNA的复制，使细菌死亡。但紫外线的穿透力弱，可被普通玻璃及纸片吸收，因此应用受到限制，只用于手术室、无菌室、烧伤病房和传染病房等处的空气或物体表面消毒。

【实验材料】

1. 菌种：大肠埃希菌、金黄色葡萄球菌培养液。
2. 普通琼脂平板、中心穿孔的黑色纸片、无菌棉签、紫外灯箱等。

【实验方法】

1. 用无菌棉签分别取大肠埃希菌和金黄色葡萄球菌培养液，各均匀涂布于一块普通琼脂平板表面，分别做好标记。
2. 在紫外灯箱内打开皿盖，将已接种细菌的平板放置在紫外灯下，取一中心穿孔的黑色纸片盖于平皿上，打开紫外灯，照射30分钟后除去纸片，盖好皿盖，置37℃温箱中培养18~24小时，取出观察结果。

【实验结果】

在黑色纸片中心穿孔处，紫外线能照射到平板上，因此这一区域无细菌生长，而在黑纸遮住部位，细菌生长旺盛，形成菌苔。

二、热力对细菌的作用

（一）高压蒸汽灭菌器

【实验目的】

了解高压蒸汽灭菌器的原理及使用方法。

【实验原理】

高温对细菌具有明显的致死作用，高温可以使菌体内的蛋白质凝固变性，从而使细菌死亡。高压蒸汽灭菌器是使用热的水蒸气进行灭菌的器具。水在一个大气压下，在100℃左右沸腾形成水蒸气，气压增加沸腾温度将随之升高。因此，在密闭的高压灭菌器内，当压力表指示蒸汽压力增加到103.4kPa（1.05kg/cm^2）时，温度可达121.3℃，在这种温度下，15~20分钟即可杀死一切微生物，包括细菌的芽孢。

【仪器构造】

以手提式高压蒸汽灭菌器为例（图1-19）。它是一双层筒状金属容器。外壁坚固，能承受一定的压力。外壁顶端有一金属厚盖。盖旁加有螺旋，借以紧闭此盖，防止蒸汽外溢。盖上装有排气阀门，内连排气管，还有安全活塞和温度压力表。另有一内层金属筒。内壁有安装排气管的金属槽，底部有带孔的金属搁板，盛放欲灭菌的物品。

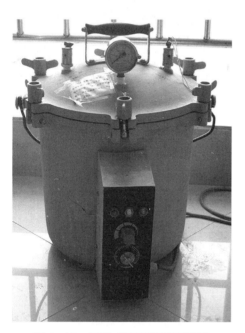

图1-19 手提式高压蒸汽灭菌器

【使用方法】

在外壁内面的底部加入适量的水，然后放入内层金属筒。将待灭菌物品放入内层金属筒的搁板上。加盖，注意将盖上的排气管插入内壁金属槽内。旋紧螺旋使之密闭，同时打开排气阀门；打开电炉开关加热（也可用煤气灶或炉火加热）；温度逐渐上升，盛入的水沸腾、汽化，随着压力的增高，迫使灭菌器内冷空气先由排气阀门排出，继而有蒸汽出现，待有大量蒸汽喷出时（呈白色雾状气流，并发出哨音），即可认为器内冷空气已被排尽；关闭排气阀门，灭菌器内压力逐渐上升，随着蒸汽压力的增高，器内温度也随着升高。直到压力表指示为103.4kPa（1.05kg/cm^2），灭菌器内温度可达121.3℃，调节热源使压力和温度维持在此数值，经15~20分钟，即可达到灭菌的目的。灭菌时间到达后，停止加热，待灭菌器内压力自行下降到零时，才能开盖取物。

【注意事项】

1. 灭菌开始时，必须将灭菌器内冷空气完全排除，否则压力表上所示压力不完全是蒸汽的压力，灭菌将不彻底。

2. 灭菌完毕，切不可突然打开排气阀门放气减压，以免器内被灭菌的瓶内液体因压力突然降低而冲出外溢。要待压力自行下降到"0"时，才能开盖取物。

3. 需要灭菌的物品放置不能太挤，以免妨碍蒸汽流通，影响灭菌效果。要根据物品体积的大小适当调整灭菌的时间。

4. 要特别注意安全，使用前要注意检查排气阀门和安全阀门，特别是压力表的性能是否正常，以免发生危险。

（二）干热灭菌器（干烤箱）

【实验目的】

了解干热灭菌器的原理及使用方法。

【实验原理】

干热灭菌器是利用热空气进行干热灭菌的常用器具。在一个密闭的容器内，利用箱底电热丝圈产生的高温，使被灭菌物品中的细菌因菌体蛋白发生变性、凝固而死亡。

【仪器构造】

干热灭菌器是具有双层壁结构的长方形或方形金属箱，外壁内层装有隔热的石棉板，用以保持箱内温度。箱底有电热丝圈，通电后作为热源。顶上有多个侧孔及一中央孔，侧孔供空气流通，中央孔则用于安装温度计。箱前有金属门和玻璃门，箱内有金属板架数层，供放置待灭菌的物品。箱的前下方或一旁装有温度调节器，用以调节和控制所需的温度（图1-20）。

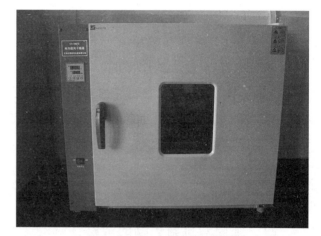

图1-20 电热恒温干热灭菌器

【使用方法】

各种玻璃及陶瓷器皿、非挥发性油类如液体石蜡、凡士林等耐高温和耐干燥的物品，可置箱内灭菌，但灭菌前须使器皿干燥，并分别塞好棉塞，用废旧报纸包好或装入金属筒内，并将包装好的待灭菌物品放入箱内金属板架上，关好箱门，接通电源加热，热空气在夹层中间循环，然后经一个或几个小孔进入箱内；当温度上升至160℃，保持2小时，关闭电源，停止加热；待温度自然下降至40℃以下时方可开门取物。

【注意事项】

1. 箱内温度不可超过180℃，否则棉塞和包扎的纸张将被烤焦。

2. 灭菌后，必须等待箱内温度自然下降到与外界温度相差不多时，才可开门取物，否则冷空气骤然进入，易使玻璃器皿炸裂；且高温的热空气外溢，往往会灼伤取物者的皮肤。

【思考题】

什么是灭菌，举两个常用方法说明。

三、化学消毒剂对细菌的影响

【实验目的】

了解化学消毒剂的杀菌作用。比较不同消毒剂对细菌的作用效果。

【实验原理】

化学消毒剂通过促进菌体蛋白质凝固变性、干扰细菌的酶系统和代谢及损伤细菌细胞膜等机制影响细菌的化学组成、物理结构和生理活动，从而发挥防腐、消毒甚至灭菌的作用。

【实验材料】

1. 菌种：金黄色葡萄球菌、大肠埃希菌。

2. 培养基：普通琼脂平板、普通肉汤培养基。

3. 试剂：0.1%新洁尔灭、5%石炭酸、2%戊二醛、2.5%碘酊。

4. 其他：灭菌滤纸片、无菌棉签、无菌镊子、生理盐水、1ml无菌吸管。

【实验方法】

1. 用无菌吸管分别吸取金黄色葡萄球菌和大肠埃希菌的肉汤培养物0.1ml，滴入一普通琼脂平板的中央，用无菌棉签均匀涂布于琼脂表面。

2. 待普通琼脂平板表面菌液干后，用无菌镊子夹圆形滤纸片，分别浸于生理盐水、0.1%新洁尔灭、5%石炭酸、2%戊二醛、2.5%碘酊中，将纸片与试管内壁接触以除去多余药液，轻轻贴在普通肉汤培养基表面，每个纸片的距离约2.5cm。

3. 注明标识后，将普通琼脂平板放置培养箱内，37℃温箱中培养24小时后观察结果。

【实验结果】

在含有化学消毒剂滤纸片的周围细菌生长被抑制，形成抑菌环，测量抑菌环直径，并比较几种含有化学消毒剂滤纸片抑菌环直径的差别。

四、细菌对抗菌药物的敏感性试验（纸片扩散法）

测定抗菌药物在体外对病原微生物有无抑菌或杀菌作用的方法称为抗菌药物敏感性试验，简称药敏试验。药敏试验是使用体外试验的方法检测细菌的耐药性，预测抗菌药物的临床治疗效果，在药物种类的选择上为临床医生提供帮助，以实施个体化治疗。常用的试验方法包括纸片扩散法、稀释法、自动化仪器法、E-TEST（浓度梯度法）。

【实验目的】

1. 通过实验证实临床常用抗菌药物的抑菌作用。

2. 初步掌握抗菌药物体外抑菌试验的操作方法和意义。

【实验原理】

某些微生物（主要是放线菌、真菌和细菌）新陈代谢过程中所合成的一种化学物质称为抗生素，如青霉素、头孢菌素等；由化学合成的相同或类似的物质称化学合成抗菌药物，如甲硝唑、喹诺酮类等，二者合称为抗菌药物。抗菌药物能抑制或杀灭某些其他的病原微生物或癌细胞。这种抑菌作用有多种体外检测方法。临床最常用的是纸片扩散法，即在均匀涂布有细菌的培养基表面，贴上沾有抗菌药物的滤纸片，经培养后，在滤纸片周围出现透明的无菌区，说明该抗菌药物对试验菌有抑制作用。若不出现透明的无菌区，则说明该抗菌药物对试验菌无抑制作用。无菌区越宽说明抑制作用越强。还可用试管稀释法或平板稀释法来测定药物的最低抑菌浓度。即用一定量的培养基将药物进行倍比稀释，然后在每管中加入一定量的试验菌，经培养后，凡最高稀释度管中无菌生长者为该药物的最低抑菌浓度（MIC）。

【实验材料】

1. 菌种：金黄色葡萄球菌和大肠埃希菌6~8小时肉汤培养物，校正浓度至0.5麦氏浓度。

2. 其他：普通琼脂平板、灭菌的圆滤纸片（直径6mm）、抗生素纸片（青霉素、链霉素和庆大霉素）、无菌生理盐水、眼科镊子、灭菌棉签、酒精灯等。

【实验方法】

1. 每人取普通琼脂平板一个（图1-21），在平皿底部玻璃面上做好标记，按无菌操作取无菌棉签一支蘸取金黄色葡萄球菌和大肠埃希菌6~8小时肉汤培养物（二人合作，一人取金黄色葡萄球菌，另一人取大肠埃希菌），在试管内壁旋转挤去多余菌液；然后在琼脂表面均匀涂布接种3次，每次旋转平板60°；最后沿平板内缘涂抹1周；用过的带菌棉签丢入盛有消毒液的缸内。

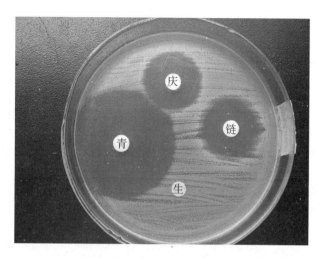

图1-21 纸片扩散法示意图

2. 将眼科镊子在酒精灯的灯焰上烧灼灭菌，待冷却后，分别夹取青霉素、链霉素、庆大霉素纸片和生理盐水溶液中的滤纸片一张，使其与盛药器皿内壁接触，然后按标记贴在已涂布有细菌的琼脂培养基表面，纸片间的距离要大致相等。注意，每取一种药物纸片后，镊子要在酒精灯的火焰上烧红，以除去原药液后，再取另一药物纸片。

3. 然后将普通琼脂平板底朝上，盖朝下，放入37℃温箱中培养18~24小时后观察结果。

4. 抗菌药物的选择：参照表1-3选择药敏纸片。

表1-3 药敏纸片的选择

待测菌	抗菌药物
金黄色葡萄球菌ATCC25923	青霉素、苯唑西林、克林霉素、万古霉素、环丙沙星、庆大霉素、复方新诺明
大肠埃希菌ATCC25922	头孢唑林、庆大霉素、氨苄西林、头孢呋辛、环丙沙星、亚胺培南

【实验结果】

取出观察纸片周围有无抑菌环，测量并记录抑菌环直径大小，按表1-4判断出细菌对药物的敏感程度，按表1-5记录结果。敏感（S）：用常规用量治疗有效；耐药（R）：用常规用量治疗不能抑制细菌的生长；中介（I）：MIC接近血液、体液中药物的浓度，治疗反应率低于敏感株，药物生理浓集部位有效，加大用药物剂量可能有效。

表 1-4 细菌对药物的敏感程度

抗菌药物种类与浓度（每片）	抑菌环直径（毫米）	试验菌的敏感程度
青霉素 （10μg）	≤ 28 - ≥ 29	耐药 中介 高度敏感
链霉素 （10μg）	≤ 10 10~14 ≥ 15	耐药 中介 高度敏感
庆大霉素 （10μg）	≤ 12 13~14 ≥ 15	耐药 中介 高度敏感

表 1-5 抗菌药物药敏试验结果

药物 菌种	青霉素 （每片 10μg）		链霉素 （每片 10μg）		庆大霉素 （每片 10μg）		生理盐水 （对照）	
	抑菌环直径(mm)	敏感度	抑菌环直径(mm)	敏感度	抑菌环直径(mm)	敏感度	抑菌环直径(mm)	敏感度
大肠埃希菌							0	无
金黄色葡萄球菌							0	无

实验十一 细菌变异现象的观察

一、光滑型与粗糙型菌落（S-R）变异

【实验目的】

掌握细菌的常见变异现象及基因转移和重组的方式。

【实验材料】

1. 菌种：光滑型、粗糙型大肠埃希菌。

2. 培养基：普通琼脂平板。

【实验方法】

1. 分别接种光滑型和粗糙型大肠埃希菌于两个普通琼脂平板上。

2. 37℃温箱中培养 18~24 小时后，观察两型大肠埃希菌的菌落特征。

【实验结果】

普通琼脂平板上光滑型菌落表面光滑、边缘整齐、湿润；粗糙型菌落表面粗糙、边缘不整齐、干皱。

二、鞭毛变异（H-O）

【实验材料】

1. 菌种：琼脂斜面上普通变形杆菌 18~24 小时培养物。

2. 培养基：普通琼脂平板、0.1% 石炭酸琼脂平板。

【实验方法】

1. 分别在普通琼脂平板和 0.1% 石炭酸琼脂平板的一边点种普通变形杆菌 18~24 小时培养物，切勿将细菌划开。

2. 置 37℃温箱中培养 24 小时后观察菌落特点。

【实验结果】

在普通琼脂平板上出现迁徙现象，而在 0.1% 石炭酸琼脂平板上无迁徙现象。

三、L 型细菌变异

【实验材料】

1. 菌种：金黄色葡萄球菌肉汤培养物。

2. L 型培养基：牛肉浸液 800ml，蛋白胨 20g，氯化钠 50g，琼脂 8g，pH7.4。高压蒸汽灭菌，待温度降至 50℃左右时，加入无菌人血浆 200ml 后倾注平板。

3. 低浓度青霉素药物纸片（40μg/ml）。

4. 革兰染色液和细胞染液。

【实验方法】

1. 在 L 型培养基上加入 0.05ml 金黄色葡萄球菌肉汤培养物，然后以 L 形玻棒均匀涂布平板，待平板稍干后，取青霉素药物纸片 1 张贴于平板中央，置 37℃温箱中培养过夜，次日观察有无抑菌圈。

2. 每隔一日用放大镜或在低倍镜下观察抑菌圈内有无荷包蛋样小菌落出现。

3. 若出现荷包蛋样小菌落，则取荷包蛋样小菌落和抑菌圈外细菌分别进行涂片，做革兰染色和细胞壁染色并镜检。

【实验结果】

抑菌圈内出现荷包蛋样小菌落，经染色后可见细菌呈多样性。细胞壁染色显示：看不清细胞壁结构，与原菌对比区别明显。

（黄大林　袁树民　吴　丹）

第二篇 综合实验

实验一 脓液标本病原菌的分离培养与鉴定

【实验目的】

掌握化脓性球菌的形态特征及染色性;熟悉金黄色葡萄球菌、链球菌的检验程序和主要鉴定方法。

【实验材料】

1. 患者脓液棉拭子。脓液来源于患者皮肤疖肿,黄色,无恶臭。

2. 人或兔血浆、血琼脂平板、H_2O_2、新鲜牛胆汁或 10% 胆盐溶液等,杭州天河微生物试剂有限公司葡萄球菌 TH-16S 微量生化反应试剂盒,革兰染色液、生理盐水、载玻片等。

【实验方法】

1. 标本采集

(1) 一般以无菌棉拭子采集脓液或病灶分泌物。

(2) 深部脓肿者,则用碘酊、乙醇棉球消毒局部皮肤,用无菌注射器抽取深部脓液或外科手术切开后以无菌棉拭子取得。

(3) 标本取得后,若不能立即送检,应置冰箱保存,以免杂菌污染。

2. 分离培养与鉴定见图 2-1。

【实验结果】

1. 若菌落金黄色、较大、圆形、凸起、边缘整齐、表面光滑、湿润、不透明,且涂片革兰染色镜检为革兰阳性球菌,成堆排列,可能为金黄色葡萄球菌。需进一步做甘露醇发酵试验及血浆凝固酶试验加以鉴定。

2. 若菌落灰白色、表面光滑、边缘整齐、凸起,菌落细小,周围有草绿色或较宽透明的溶血环,涂片革兰染色镜检为革兰阳性球菌,链状排列,则可能为链球菌。但链球菌在固体培养基上常呈短链状排列,有时易与葡萄球菌相混淆,应根据菌落形态及在液体培养基中生长情况做区别,并可做触酶试验或链激酶试验加以区别。

3. 甲型溶血性链球菌与肺炎球菌易混淆,可做胆汁溶菌试验及菊糖发酵试验进行鉴别。

4. 杭州天河微生物试剂有限公司葡萄球菌 TH-16S 微量生化反应试剂盒,其生化反应见表 2-1,最后得到一个包含 6 个阿拉伯数字的编码总值。然后查阅公司配套的《细菌鉴定编码手册》即可得知所鉴定的细菌。

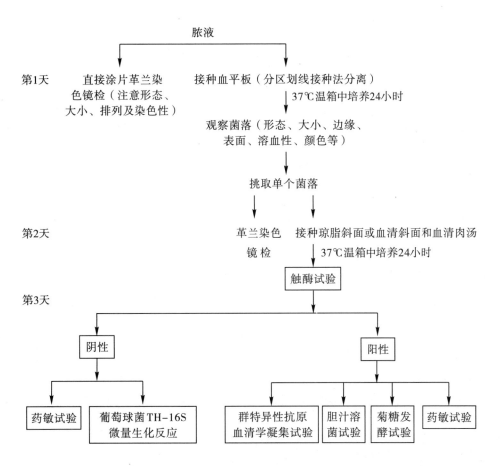

图 2-1 脓液标本致病菌分离培养与鉴定程序

表 2-1 葡萄球菌 TH-16S 微量生化反应

试验项目	尿素	蔗糖	精氨酸	木糖	乳糖	甘糖	木醇	麦芽糖	蕈糖	甘醇	乙酰葡胺	硝还	蜜二糖	果糖	VP	山梨醇
分值	4	2	1	4	2	1	4	2	1	4	2	1	4	2	1	1
结果	−	+	−	−	−	+	−	+	+	+	+	+	−	+	−	−
总值		2			1			3			7			2		0

实验二 肠道杆菌

肠道杆菌种属很多，但对人有致病作用的主要有志贺菌、沙门菌、致病性大肠埃希菌等菌属。肠道杆菌是一群菌体形态相似、革兰染色阴性、大多数有鞭毛能运动的杆菌。它在普通培养基上生长良好，菌落性状往往难以分辨。但其培养、生化反应特性、抗原构造和毒力等各具特点，可将它们进行分类及鉴定。鉴别肠道杆菌一般用生化反应做初步鉴定，然后依据各菌的抗原特异性进一步血清学鉴定。

本次实验是以肠道杆菌（大肠埃希菌、沙门菌、志贺菌）为代表，进行待检标本的采集、分离培养和鉴定细菌以及肥达试验等综合性实验。

一、粪便标本中肠道致病菌的分离培养与鉴定

【实验目的】

了解粪便中肠道致病菌分离培养与鉴定的方法；认识肠道杆菌的主要生化反应特点。

【实验材料】

1. 本次实验取患者新鲜粪便标本。

2. 培养基：伊红亚甲蓝琼脂平板、SS琼脂平板、克氏双糖铁培养基、糖发酵管、蛋白胨水。

3. 沙门菌诊断血清、志贺菌诊断血清、吲哚试剂、甲基红试剂、生理盐水、玻片、杭州天河微生物试剂有限公司肠杆菌科11E细菌微量生化反应管等。

【方法与结果】

1. 标本采集：疑为痢疾患者取黏液脓血便或肛拭子；疑为伤寒、副伤寒患者发病后2~3周取粪便或肛拭子。标本采集后立即送检，若不能及时送检，应保存于30%甘油缓冲盐水中送检。

2. 分离培养与鉴定（图2-2）

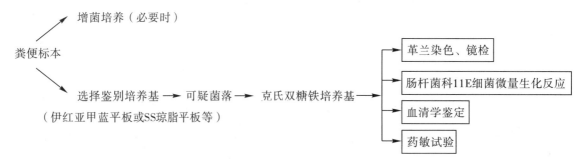

图2-2 肠道致病菌的分离培养与鉴定程序

（1）将粪便标本或肛拭子直接用分离划线接种法接种于肠道选择鉴别培养基伊红亚甲蓝琼脂平板或SS琼脂平板上（必要时可先进行增菌培养后再进行分离培养），置37℃温箱中培养18~24小时。

（2）从伊红亚甲蓝琼脂平板或SS琼脂平板上挑取可疑菌落接种于克氏双糖铁培养基中，37℃温箱中培养18~24小时后观察结果，参照表2-2进行初步鉴定。

（3）从克氏双糖铁培养基上取可疑菌落进一步做生化反应及动力试验，参照表2-3做进一步的鉴定。

（4）杭州天河微生物试剂有限公司肠杆菌科11E细菌微量生化反应管：生化试验见表2-4。最后得到包含1个字母和3个阿拉伯数字的编码总值。然后查阅公司配套的《细菌鉴定编码手册》即可得知所鉴定的细菌。

（5）血清学鉴定：根据免疫学反应的特异性，利用含有已知抗体的免疫血清，对分离的待测菌的抗原，进行属、种和血清型的鉴定。

1）生化反应结果，若疑为伤寒或副伤寒沙门菌，先用A~F群沙门菌多价O血清做玻片凝集试验，阳性者即可疑为沙门菌属的细菌；继续用群特异的单价O因子血清做玻片凝集试验，判断该菌属于何群；再用该群内各菌所特有的H因子血清做玻片凝集试验，判断为何种菌。参照表2-5进行鉴定。

2）生化反应结果，若疑为志贺菌，则取菌苔与志贺菌多价诊断血清做玻片凝集试验以定群，因临床标本分离的志贺菌95%以上均为B群和D群，因此在做试验时，将可疑菌先与福氏多价血清和宋氏血清做玻片凝集试验，两者不凝，再试用A群和C群诊断血清做玻片凝集试验。

（6）综合生化反应和血清学鉴定结果，做出最后的判断。

表2-2 肠道杆菌的生物学特性

性状菌种	形态染色	伊红亚甲蓝琼脂平板上	SS琼脂平板上	半固体双糖铁培养基			
				斜面	底层	产气	H_2S
大肠埃希菌	杆状，革兰阴性菌	菌落较大，不透明，呈深紫色，并带金属光泽	菌落较大，不透明，呈红色	A	A	+	-
普通变形杆菌	杆状或多形性革兰阴性菌	菌落较小或扩散生长，半透明，无色	菌落较小，半透明，无色或淡黄色	A	A	+	+
伤寒沙门菌	杆状，革兰阴性菌	菌落较小，半透明，无色	菌落较小，半透明，无色或淡黄色	K	A	-	+/-
乙型副伤寒沙门菌	杆状，革兰阴性菌	菌落较小，半透明，无色	菌落较小，半透明，无色或淡黄色，或有黑色	K	A	+	+
痢疾志贺菌	杆状，革兰阴性菌	菌落较小，半透明，无色	菌落较小，半透明，无色或淡黄色	K	A	-/+	-

注："+"：产酸或阳性；"-"：不分解或阴性；"+/-"：大多数阳性，少数阴性；"-/+"：大多数阴性，少数阳性；"A"：产酸或酸性；"K"：不产酸或碱性。

表2-3 肠道杆菌的生化反应和动力

	葡萄糖	甘露醇	乳糖	吲哚	甲基红	VP	枸橼酸盐利用	H_2S	尿素分解	动力
大肠埃希菌	⊕	⊕	⊕	+	+	-	-	-	-	+
普通变形杆菌	⊕	-	-	+	+	-	+/-	+	+	+
伤寒沙门菌	+	+	-	-	+	-	-/+	-/+	-	+
乙型副伤寒沙门菌	⊕	⊕	-	-	+	-	-/+	++	-	+
痢疾志贺菌	+	+	-	-/+	+	-	-	-	-	-

注："⊕"：产酸产气；"++"：产酸或强阳性。余符号的识别见表2-2注。

表 2-4 肠杆菌科 11E 细菌微量生化反应

实验项目	葡萄糖	赖氨酸	鸟氨酸	硫化氢	靛基质	乳糖	卫矛醇	苯丙氨酸	尿素	枸盐酸盐
分值	A/G	4	2	1	4	2	1	4	2	1
结果	A	-	+	+	-	-	-	-	+	+	-
总值	A		3			0			6		

表 2-5 主要沙门菌抗原结构表

群	菌名	O 抗原	H_2S 抗原	
			第一相	第二相
A	甲型副伤寒	1, 2, 12	a	1, 2
B	乙型副伤寒	1, 4, 5, 12	b	1, 2
B	鼠伤寒沙门菌	1, 4, 5, 12	i	1, 2
C	丙型副伤寒	6, 7, Vi	c	1, 5
C	猪霍乱杆菌	6, 7	c	1, 5
D	伤寒沙门菌	9, 12, Vi	d	-
D	肠炎杆菌	1, 9, 12	g, m	-
E	鸭沙门菌	3, 10	e, h	1, 6

二、鉴别肠道细菌的主要生化反应

（一）SS 琼脂培养基

SS 琼脂培养基用于沙门菌、志贺菌的选择性分离培养。

【实验材料】

胨胨、牛肉粉提供碳源、氮源、维生素和矿物质；乳糖、葡萄糖为可发酵的糖类；三号胆盐、枸橼酸钠和煌绿抑制革兰阳性菌及大多数的大肠菌群和变形杆菌，但不影响沙门菌的生长；硫代硫酸钠和枸橼酸铁用于检测硫化氢的产生，使菌落中心呈黑色；中性红为 pH 指示剂，发酵糖产酸的菌落呈红色，不发酵糖的菌落为无色；琼脂是培养基的凝固剂。

【实验结果】

沙门菌、志贺菌形成无色或带黑色的菌落，大肠埃希菌形成红色菌落。

（二）克氏双糖铁（KIA）培养基

【实验材料】

大肠埃希菌、志贺菌、伤寒沙门菌在克氏双糖铁（KIA）培养基中经 37℃温箱中培养 18~24 小时的生长管，各种生化反应管。

【实验原理】

KIA 培养基中含有乳糖、葡萄糖，分解糖可产酸，使酚红指示剂变色。培养基中葡萄糖含量仅为乳糖或蔗糖的1/10，发酵乳糖的细菌使斜面和底层均呈黄色，可有气泡产生；若只发酵葡萄糖，则因葡萄糖含量少，生成少量的酸可因接触空气而氧化挥发，并因细菌生长繁殖利用含氮物质生成碱性化合物，使斜面呈红色，底层由于缺氧，细菌发酵葡萄糖生成酸类物质不氧化而保持黄色；若细菌分解蛋白质中的胱氨酸产生硫化氢，则与硫酸亚铁作用生成黑色的硫化亚铁沉淀，使培养基变黑。

【实验方法与实验结果】

观察大肠埃希菌、志贺菌、伤寒沙门菌在克氏双糖铁培养基中的生长表现。注意它们在双糖铁培养基的斜面层及下层中有无颜色反应及有无裂隙产生；并注意观察下层穿刺线是否清晰（有无动力）。

1. 培养基上层变黄者，表示细菌已分解乳糖，上层不变色或呈橙红色的，表示乳糖没有被分解。
2. 培养基下层变黄者，说明葡萄糖已被分解产酸，下层有裂隙或气泡者，表示又产生气体；下层或上层变黑色者为产生 H_2S 反应。
3. 刺线清晰，说明细菌无动力，反之，则动力为阳性。

三、肥达试验

【实验目的】

1. 掌握肥达试验的原理、操作方法、结果判断与分析方法。
2. 熟悉肥达试验的临床意义。

【实验原理】

人类感染伤寒或副伤寒沙门菌后，经1~2周后可在血清中出现抗体（凝集素），此种抗体与伤寒、副伤寒沙门菌相混合，在适当电解质参与下可出现肉眼可见的凝集现象。此试验常用于伤寒、副伤寒的辅助诊断，是临床最常用的血清学诊断方法之一。

【实验材料】

1. 抗原：伤寒沙门菌"O""H"诊断菌液及甲、乙型副伤寒沙门菌"H"诊断菌液。
2. 1：10待检的患者血清（须经56℃ 30分钟灭活）。
3. 生理盐水、小试管、吸管、水浴箱等。

【实验方法】

1. 稀释患者血清步骤按表2-6操作。

（1）在试管架上放置四排小试管，每排6支，用蜡笔标明记号，以吸管吸取生理盐水，每管0.5ml。

（2）用1ml吸管吸取1：10待检患者血清0.5ml，加入每排的第1管中，然后混匀（吸吹各3次），此时，每排第1管待检患者血清稀释度为1：20。

（3）进行血清对倍稀释：从混匀后的每排第1管吸取0.5ml（1：20）稀释血清加入第2管，吸吹3次混匀后，再从每排第2管吸取0.5ml稀释血清加入第3管，依次稀释至第5管，吸吹3次混匀后，从每排第5管吸出0.5ml稀释血清连同吸管一起放入盛有消毒液的塑料桶内。每排第6管不加血清作为对照管。此时，患者血清稀释度由第1管至第5管分别为1：20、1：40、1：80、1：160、1：320。

表2-6 稀释患者血清步骤

	1	2	3	4	5	6
①生理盐水（ml）	0.5	0.5	0.5	0.5	0.5	0.5
②待检血清（1:10）	0.5	0.5	0.5	0.5	0.5	弃去0.5
血清稀释度	1:20	1:40	1:80	1:160	1:320	—
③抗原（伤寒O、H，PA-H、PB-H）	0.5	0.5	0.5	0.5	0.5	0.5
最后稀释度	1:40	1:80	1:160	1:320	1:640	对照
37℃温箱中过夜						
结果（凝集程度）						
效价						

2. 加抗原：按表2-7操作。

（1）第1排：每管加伤寒"H"诊断菌液0.5ml。

（2）第2排：每管加伤寒"O"诊断菌液0.5ml。

（3）第3排：每管加甲型副伤寒"H"（PA-H）诊断菌液0.5ml。

（4）第4排：每管加乙型副伤寒"H"（PB-H）诊断菌液0.5ml。

各管加入0.5ml的诊断菌液后，患者的血清又稀释了1倍。因此，血清最后稀释度从第1管至第5管分别为1:40、1:80、1:160、1:320、1:640。

振荡片刻，置于45℃水浴箱中2小时或37℃水浴箱中4小时，取出置室温或放冰箱中过夜，次日观察并记录结果。

表2-7 血清学试验（肥达试验）方法

试验管	1	2	3	4	5	6（对照管）
血清稀释度	1:20	1:40	1:80	1:160	1:320	生理盐水（0.5ml）
H抗原	0.5ml	0.5ml	0.5ml	0.5ml	0.5ml	0.5ml
O抗原	0.5ml	0.5ml	0.5ml	0.5ml	0.5ml	0.5ml
PA-H抗原	0.5ml	0.5ml	0.5ml	0.5ml	0.5ml	0.5ml
PB-H抗原	0.5ml	0.5ml	0.5ml	0.5ml	0.5ml	0.5ml
血清最终稀释度	1:40	1:80	1:160	1:320	1:640	—

【注意事项】

1. 结果观察时先不要振荡试管，先把试管举起以观察试管内上清液和下沉凝集物，然后，再轻摇试管使凝块从管底升起，最后按液体的清浊、凝块的大小进行记录。观察结果时应首先观察对照管，此管应呈"-"（即不凝集）。

2. 加"H"抗原的试管凝集呈絮状，以疏松之大团沉淀于管底，轻摇试管即能荡起，而且极易散开。

3. 加"O"抗原的试管凝集呈颗粒状，以坚实凝片沉于管底，轻摇试管不易荡起，且不易散开。

【实验结果】

1. 观察时在斜射光线下透视，观察试管中悬液的浑浊程度及管底凝块的多少。先观察对照管，再分别观察各试验管的凝集情况，并与对照管相比较。根据浑浊程度及管底凝块的多少，以"4+""3+""2+""+""-"符号记录。将结果记录于表2-8中。

表2-8 记录肥达试验结果

抗原 \ 血清稀释度	1 1：40	2 1：80	3 1：160	4 1：320	5 1：640	6 对照	相应抗体效价判定
O							
H							
PA-H							
PB-H							

（1）4+：上清液完全澄清，细菌凝块全部沉于试管底，呈大的凝块。

（2）3+：上清液澄清度达75%，大部分细菌凝块沉于试管底，呈较大的凝块。

（3）2+：上清液澄清度达50%，约50%细菌凝块沉于试管底，凝块较小，但仍明显可见。

（4）+：上清液浑浊，澄清度仅有25%，仅有部分细菌凝块沉于试管底，凝块很小，需仔细观察才能见到。

（5）-：与对照管相同，液体均匀浑浊，试管底无凝块，但有细菌沉淀的圆形小团。

2. 血清的凝集效价（即滴度）

（1）出现明显凝集（2+）的血清最高稀释度即为血清抗体的效价（滴度）。

（2）血清效价代表血清中抗体的含量，血清效价越高，所含抗体的量愈多。一般认为，伤寒沙门菌"O"抗体凝集效价在1：80以上，"H"抗体凝集效价在1：160以上，甲、乙型副伤寒沙门菌凝集效价在1：80以上才有诊断价值。

3. 结果分析及临床意义

（1）首先应考虑当地正常人的凝集效价，一般O>1：80，H>1：160，PA-H及PB-H>1：80才有意义。

（2）伤寒患者的"O"凝集素常较"H"凝集素出现为早，存在于血清内的时间较短；而"H"凝集素出现较迟，但效价较高，存在于血清内时间亦较长，可达数年。

（3）疾病的早期，沙门菌属中其他菌种感染引起的交叉反应，可造成"O"凝集素高"H"凝集素低。建议1周后复查，如1周后"H"凝集素也升高，可证实为肠热症。

（4）疾病的晚期，或以往患过伤寒、副伤寒或接种过伤寒沙门菌，回忆反应等可造成"O"

凝集素低"H"凝集素高。

（5）确诊为伤寒的患者中约有10%的患者肥达试验始终为阴性，故阴性结果不能排除伤寒的诊断。

（6）采血的时间不同，肥达试验的阳性率也不同，发病第1周阳性率为50%，第2周为80%，第4周为90%，恢复期凝集效价最高，以后逐渐下降，以至转阴。临床上一般以双份血清（疾病早期和恢复期）的凝集效价有4倍增高作为新近是否感染该菌的指征。而单份血清的凝集效价应达1∶160以上才有诊断参考价值。

（7）本试验可用于辅助诊断伤寒及副伤寒沙门菌引起的肠热症。

【思考题】

1. 如何从患者粪便中分离鉴定出肠道致病菌？在伊红亚甲蓝琼脂平板、SS琼脂平板等选择性培养基中，大肠埃希菌及肠道致病菌的菌落各具有什么特性？
2. 仅根据一种生化反应的结果，能否将两种不同的细菌区别？为什么？
3. 何谓肥达试验？其原理如何？肥达试验为什么用"O""H""PA-H""PB-H"四种抗原？
4. 肥达试验的结果如何判断和分析？

（王重振　康曼　何义）

实验三　水样中的微生物检查

【实验目的】

掌握水样中微生物检查的方法。

【标准】

按照《中华人民共和国生活饮用水卫生标准》（GB 5749-2006）中要求的微生物指标（表2-9）确定水样中的微生物。

表2-9　水样中的微生物指标（GB 5749-2006）

微生物指标	检测方法	限值
总大肠菌群（MPN/100ml或CFU/100ml）	培养基菌落计数法	不得检出
耐热大肠菌群（MPN/100ml或CFU/100ml）		不得检出
大肠埃希菌（MPN/100ml或CFU/100ml）		不得检出
菌落总数（CFU/100ml）		100
肠球菌（CFU/100ml）		0
产气荚膜梭状芽孢杆菌（CFU/100ml）		0
贾第鞭毛虫（个/10L）	免疫磁分离荧光抗体法	<1
隐孢子虫（个/10L）		<1

注：MPN表示最可能数；CFU表示菌落形成单位。当水样检出总大肠菌群时，应进一步检验大肠埃希菌和耐热大肠菌群；水样未检出总大肠菌群，不必检验大肠埃希菌和耐热大肠菌群。

【实验原理】

细菌总数是指水样在一定条件下培养后所得 1ml 水样所含菌落的总数。

总大肠菌群是指一群在 37℃温箱中培养 24 小时能发酵乳糖、产酸产气、需氧和兼性厌氧的革兰阴性无芽孢杆菌。该菌群主要来源于人畜粪便，具有指示菌的一般特征，故以此作为粪便污染指标评价饮水的卫生质量。水中总大肠菌群数系以 100ml 水样中污染的总大肠菌群最可能数（MPN）表示。

【实验材料】

1. 菌落总数的测定

（1）培养基：灭菌后并冷却至 45℃左右的高层琼脂，无菌生理盐水。

（2）器材：灭菌三角瓶，灭菌的具塞三角瓶，灭菌平皿，灭菌吸管，灭菌试管等。

2. 大肠菌群的测定

（1）培养基：

1）乳糖蛋白胨培养液：蛋白胨 10g，牛肉膏 3g，乳糖 5g，氯化钠 5g，16g/L 溴甲酚紫乙醇溶液 1ml，水 1000ml。将蛋白胨、牛肉膏、乳糖、氯化钠溶于水中，校正 pH 为 7.2~7.4，加入 16g/L 溴甲酚紫乙醇溶液 1ml，充分混匀，分装，每管 10ml，并倒置放入一个杜氏小管内，115℃灭菌 15 分钟，储存 4℃冰箱中备用。

2）双倍乳糖蛋白胨培养基：除水以外，以上其余成分加倍用量。

3）伊红亚甲蓝琼脂培养基：蛋白胨 10g，乳糖 10g，磷酸盐 2g，20g/L 伊红水溶液 20ml，5g/L 亚甲蓝水溶液 13ml，琼脂 20~30g，水 1000ml。将蛋白胨、磷酸盐和琼脂溶于水中，校正 pH7.2 后加入乳糖，混匀后分装，以 115℃灭菌 15 分钟备用。临用时加热熔化琼脂，冷至 50~55℃，加入伊红和亚甲蓝溶液，摇匀，倾注平板。

（2）器材：灭菌三角瓶，灭菌的具塞三角瓶，灭菌平皿，灭菌吸管，灭菌试管等。

3. 耐热大肠菌群的测定

（1）培养基：

1）乳糖胆盐蛋白胨培养液：胰蛋白胨 10g，乳糖 5g，3 号胆盐或混合胆盐 1.5g，磷酸氢二钾 4g，磷酸二氢钾 1.5g，氯化钠 5g，蒸馏水 1000ml。将上述成分溶于水中，充分混匀，校正 pH 6.7~7.1，分装，每管 10ml，并倒置放入一个杜氏小管，115℃灭菌 15 分钟，储存 4℃备用。

2）伊红亚甲蓝琼脂培养基：同"大肠菌群"的测定。

（2）器材：同"大肠菌群"的测定。

【实验方法】

1. 水样的采集

（1）自来水：先将自来水龙头用酒精灯火焰烧灼灭菌，再开放水龙头让水流 5 分钟后，用灭菌三角瓶接取水样以备分析。

（2）池水、河水、湖水等地面水源水：在距岸边 5m 处，取距水面 10~15cm 的深层水样，先将灭菌的具塞三角瓶，瓶口向下浸入水中，然后翻转过来，除去玻璃塞，水即流入瓶中，盛满后，将瓶塞盖好，再从水中取出。如果不能在 2 小时内检测的，需放入冰箱中保存。

2. 细菌总数的测定

（1）水样稀释及培养：

1）按无菌操作法，将水样作10倍系列稀释。

2）根据对水样污染情况的估计，选择2~3个适宜稀释度（饮用水如自来水、深井水等，一般选择1：10、1：100两种浓度；水源水如河水等，比较清洁的可选择1：10、1：100、1：1000三种稀释度；污染水一般选择1：100、1：1000、1：10000三种稀释度），吸取1ml稀释液于灭菌平皿内，每个稀释度做3次重复。

3）将熔化后保持温度在45℃的高层琼脂培养基倒入平皿中，每皿约15ml，并趁热转动平皿混合均匀。

4）待琼脂凝固后，将平皿倒置于37℃培养箱内培养23~25小时后取出，计算平皿内菌落数目，乘以稀释倍数，即得1ml水样中所含的细菌菌落总数。

（2）计算方法：做平板计数时，可用肉眼观察，必要时用放大镜检查，以防遗漏。在记下各平板的菌落数后，求出同稀释度的各平板平均菌落数。并观察菌落的形态、大小、边缘、表面、溶血性、颜色等。

（3）计数的报告：

1）平板菌落数的选择：选取菌落数在30~300之间的平板作为菌落总数测定标准。一个稀释度使用两个重复时，应选取两个平板的平均数。如果一个平板有较大片状菌落生长时，则不宜采用，而应以无片状菌落生长的平板计数作为该稀释度的菌数。若片状菌落不到平板的一半，而其余一半中菌落分布又很均匀，可计算半个平板后乘以2代表整个平板的菌落数。

2）稀释度的选择：

a. 应选择平均菌落数在30~300之间的稀释度，乘以该稀释倍数报告（表2-10序号1）。

b. 若有两个稀释度，其生长的菌落数均在30~300之间，则视二者之比来决定。若其比值小于2，应报告其平均数；若比值大于2，则报告其中较小的数字（表2-10序号2、3）。

c. 若所有稀释度的平均菌落均大于300，则应按稀释倍数最低的平均菌落数乘以稀释倍数报告（表2-10序号4）。

d. 若所有稀释度的平均菌落数均小于30，则应按稀释倍数最低的平均菌落数乘以稀释倍数报告（表2-9序号5）。

e. 若所有稀释度均无菌落生长，则以小于1乘以最低稀释倍数报告（表2-10序号6）。

f. 若所有稀释度的平均菌落数均不在30~300之间，则以最接近30或300的平均菌落数乘以该稀释倍数报告（表2-10序号7）。

3）细菌总数的报告：细菌的菌落数在100以内时，按其实有数报告；大于100时，用两位有效数字，在两位有效数字后面的数字，以四舍五入方法修约。为了缩短数字后面的0的个数，可用10的指数来表示。如表2-10"报告方式"一栏所示。

3. 总大肠菌群数测定：乳糖发酵试验→分离培养→证实试验→报告。

（1）乳糖发酵试验：取10ml水样接种到10ml双倍乳糖蛋白胨培养液（内有倒置杜氏小管）中，取1ml水样接种到10ml单倍乳糖蛋白胨培养液（内有倒置杜氏小管）中，另取1ml水样注入 9ml 灭菌生理盐水中，混匀后吸取 1ml（即 0.1ml 水样）加入 10ml 单倍乳糖蛋白胨培养液（内有倒置杜氏小管）中，每个稀释浓度 5 管。

表 2-10 稀释度的选择及细菌总数报告方式

序号	稀释度及菌落数			两稀释度之比	菌落总数/（CFU/g 或 CFU/ml）	报告方式（菌落总数）/（CFU/ml 或 CFU/g）
	10^{-1}	10^{-2}	10^{-3}			
1	多不可计	164	20	−	16400	16000 或 1.6×10^4
2	多不可计	295	46	1.6	37750	38000 或 3.8×10^4
3	多不可计	271	60	2.2	27100	27000 或 2.7×10^4
4	多不可计	多不可计	313	−	313000	310000 或 3.1×10^5
5	27	11	5	−	270	270 或
6	0	0	0	−	< 10	< 10
7	多不可计	305	12	−	30500	31000 或 3.1×10^4

对于污染严重的水样，应加大稀释度，可接种 1ml、0.1ml、0.01ml 水样，甚至 0.1ml、0.01ml、0.001ml 水样。每个稀释度 5 管，共 15 管。接种 1ml 以下水样时，必须做 10 倍递增稀释后，取 1ml 接种，每递增稀释 1 次，换用 1 支 1ml 灭菌刻度吸管。

将上述各发酵管（瓶）摇匀后，置 35~37℃温箱中培养 22~26 小时，观察结果。发酵液颜色变为黄色者记录为产酸，杜氏小管内有气泡者记录为产气。若所有发酵管都不产气，则可报告为大肠菌群阴性；若有产酸产气者，则按下列程序进行。

（2）平板分离：将产酸产气的发酵管（瓶），分别划线接种于伊红亚甲蓝琼脂平板上，再于 37℃温箱中培养 18~24 小时，将符合下列特征的菌落进行革兰染色，镜检以证实试验。

深紫黑色，有金属光泽；紫黑色，不带或略带金属光泽；淡紫红色，中心颜色较深。

（3）证实试验：将上述染色镜检为革兰阴性无芽孢杆菌，同时接种于乳糖蛋白胨培养液中，置 35~37℃温箱中培养 22~26 小时，有产酸产气者，即证实有总大肠菌群存在。

（4）结果报告：根据证实为总大肠菌群阳性的管数，查大肠菌群可能数（MPN）检索表，报告每 100ml 水样中的总大肠菌群可能数（MPN）值。稀释样品查表后应乘以稀释倍数。若所有乳糖发酵管均为阴性，可报告总大肠菌群未检出。

4. 耐热大肠菌群数测定：用提高培养温度的方法将自然环境中的大肠杆菌与粪便中的大肠杆菌分开，在 44.5℃仍能生长的大肠杆菌，称为耐热大肠杆菌。

（1）自总大肠菌群乳糖发酵试验中的阳性管（产酸产气）中取 1 滴接种于乳糖胆盐培养基中，置于 43.5~45.5℃温箱中培养 22~26 小时，若所有的管均不产酸产气，则报告为阴性；若有产酸产气者，再接种于伊红亚甲蓝琼脂平板上，置 44.5℃温箱中培养 18~24 小时，凡平板上有典型菌落者，则证实为耐热大肠菌群阳性。

（2）若检测未经氯化消毒的水，且只想检测耐热大肠杆菌时，或调查水源水的耐热大肠杆菌群污染时，可用直接多管耐热大肠杆菌群方法，即在第一步乳糖发酵试验时按总大肠菌群测定方法，接种水样于乳糖蛋白胨培养液在43~45℃温箱中培养22~26小时，若所有的管均不产酸产气，则报考为阴性；若有产酸产气者，再接种于伊红亚甲蓝琼脂平板上，置44.5℃温箱中培养18~24小时，凡平板上有典型菌落者，则证实为耐热大肠菌群阳性。

（3）结果报告：根据证实为耐热大肠菌群阳性的管数，查大肠菌群可能数（MPN）检索表（表2-11），报告每100ml水样中的总大肠菌群最可能数（MPN）值。

表2-11 大肠菌群最可能数（MPN）检索表

（总接种水量55.5ml，其中5份10ml水样，5份1ml水样，5份0.1ml水样）

接种量（ml）			MPN	接种量（ml）			MPN
10	1	0.1	（MPN/100ml）	10	1	0.1	（MPN/100ml）
0	0	0	<2	1	0	0	2
0	0	1	2	1	0	1	4
0	0	2	4	1	0	2	6
0	0	3	5	1	0	3	8
0	0	4	7	1	0	4	10
0	0	5	9	1	0	5	12
0	1	0	2	1	1	0	4
0	1	1	4	1	1	1	6
0	1	2	6	1	1	2	8
0	1	3	7	1	1	3	10
0	1	4	9	1	1	4	12
0	1	5	11	1	1	5	14
0	2	0	4	1	2	0	6
0	2	1	6	1	2	1	8
0	2	2	7	1	2	2	10
0	2	3	9	1	2	3	12
0	2	4	11	1	2	4	15
0	2	5	13	1	2	5	17
0	3	0	6	1	3	0	8
0	3	1	7	1	3	1	10
0	3	2	9	1	3	2	12
0	3	3	11	1	3	3	15
0	3	4	13	1	3	4	17
0	3	5	15	1	3	5	19

续表

| 接种量（ml） | | | MPN | 接种量（ml） | | | MPN |
10	1	0.1	（MPN/100ml）	10	1	0.1	（MPN/100ml）
0	4	0	8	1	4	0	11
0	4	1	9	1	4	1	13
0	4	2	11	1	4	2	15
0	4	3	13	1	4	3	17
0	4	4	15	1	4	4	19
0	4	5	17	1	4	5	22
0	5	0	9	1	5	0	13
0	5	1	11	1	5	1	15
0	5	2	13	1	5	2	17
0	5	3	15	1	5	3	19
0	5	4	17	1	5	4	22
0	5	5	19	1	5	5	24
2	0	0	5	3	0	0	8
2	0	1	7	3	0	1	11
2	0	2	9	3	0	2	13
2	0	3	12	3	0	3	16
2	0	4	14	3	0	4	20
2	0	5	16	3	0	5	23
2	1	0	7	3	1	0	11
2	1	1	9	3	1	1	14
2	1	2	12	3	1	2	17
2	1	3	14	3	1	3	20
2	1	4	17	3	1	4	23
2	1	5	19	3	1	5	27
2	2	0	9	3	2	0	14
2	2	1	12	3	2	1	17
2	2	2	14	3	2	2	20
2	2	3	17	3	2	3	24
2	2	4	19	3	2	4	27
2	2	5	22	3	2	5	31

续表

接种量（ml）			MPN（MPN/100ml）	接种量（ml）			MPN（MPN/100ml）
10	1	0.1		10	1	0.1	
2	3	0	12	3	3	0	17
2	3	1	14	3	3	1	21
2	3	2	17	3	3	2	24
2	3	3	20	3	3	3	28
2	3	4	22	3	3	4	32
2	3	5	25	3	3	5	36
2	4	0	15	3	4	0	21
2	4	1	17	3	4	1	24
2	4	2	20	3	4	2	28
2	4	3	23	3	4	3	32
2	4	4	25	3	4	4	36
2	4	5	28	3	4	5	40
2	5	0	17	3	5	0	25
2	5	1	20	3	5	1	29
2	5	2	23	3	5	2	32
2	5	3	26	3	5	3	37
2	5	4	29	3	5	4	41
2	5	5	32	3	5	5	45
4	0	0	13	5	0	0	23
4	0	1	17	5	0	1	31
4	0	2	21	5	0	2	43
4	0	3	25	5	0	3	58
4	0	4	30	5	0	4	76
4	0	5	36	5	0	5	95
4	1	0	17	5	1	0	33
4	1	1	21	5	1	1	46
4	1	2	26	5	1	2	63
4	1	3	31	5	1	3	84
4	1	4	36	5	1	4	110
4	1	5	42	5	1	5	130

续表

接种量（ml）			MPN	接种量（ml）			MPN
10	1	0.1	（MPN/100ml）	10	1	0.1	（MPN/100ml）
4	2	0	22	5	2	0	49
4	2	1	26	5	2	1	70
4	2	2	32	5	2	2	94
4	2	3	38	5	2	3	120
4	2	4	44	5	2	4	150
4	2	5	50	5	2	5	180
4	3	0	27	5	3	0	79
4	3	1	33	5	3	1	110
4	3	2	39	5	3	2	140
4	3	3	45	5	3	3	180
4	3	4	52	5	3	4	210
4	3	5	59	5	3	5	250
4	4	0	34	5	4	0	130
4	4	1	40	5	4	1	170
4	4	2	47	5	4	2	220
4	4	3	54	5	4	3	180
4	4	4	62	5	4	4	350
4	4	5	69	5	4	5	430
4	5	0	41	5	5	0	240
4	5	1	48	5	5	1	350
4	5	2	56	5	5	2	540
4	5	3	64	5	5	3	920
4	5	4	72	5	5	4	1600
4	5	5	81	5	5	5	>1600

注：如需对水样中的大肠菌群种类进行分类鉴别，可按本篇实验二所述方法进行。被污染的水源有可能被致病性肠道细菌，如伤寒沙门菌、痢疾志贺菌、霍乱弧菌污染及寄生虫的虫卵和幼虫污染。特别是，当某地出现区域性的集体胃肠道症状时，怀疑有致病性肠道细菌污染时，亦可按照本篇实验二所述方法进行鉴定。

（韦晗宁　陈建宏）

实验四 空气中的微生物学检测

【实验目的】
1. 了解空气中微生物的分布状况，学习空气采样方法。
2. 掌握空气中微生物的检测方法。

【实验原理】
空气是人类赖以生存的必须环境，也是微生物借以扩散的媒介。空气中存在着细菌、真菌、病毒、放线菌等多种微生物粒子，这些微生物粒子是空气污染物的重要组成部分。空气微生物主要来自地面及尘埃，以及人和动物的呼吸道、皮肤及毛发等，它附着在空气气溶胶细小颗粒物表面，可较长时间停留在空气中。某些微生物还可以随着空气中细小颗粒穿过人的肺泡存留在肺的深处，给身体健康带来严重危害，也可以随着空气中细小颗粒物吸收入血，被输送到人体全身带来许多疾病。因此，空气微生物含量多少可以反映所在区域的空气质量，是空气环境污染的一个重要参数。评价空气的清洁程度，需要测定空气中的微生物数量和空气污染微生物。测定的细菌指标主要是细菌总数，在必要时可检测病原微生物。

空气并非微生物的繁殖场所，空气中缺乏水分和营养，紫外线的照射对微生物也有致死作用。微生物产生的孢子本身也可以飘浮到空气中，形成"气溶胶"，借风力传播。空气中，真菌的孢子数量最多，细菌较少。而且藻类、酵母菌、病毒都会存在于空气中。目前，还无统一的关于空气的卫生学指标，一般以室内 $1m^3$ 空气中细菌总数为 50~1000 个以上作为空气污染的指标。

尘埃多的地方，如畜舍、公共场所、医院、城市街道的空气中，微生物数量较多。高山、海洋、森林、积雪的山脉和高纬度地带的空气中，微生物较少。

在本次实验中测量空气中微生物含量，主要是利用空气的自然沉降法：当空气中的微生物落到适合他们生长的固体培养基表面时，在适温下培养一段时间后，每一个分散的菌体或孢子就会形成一个个肉眼可见的细胞群体即菌落。观察大小、形态各异的菌落，就可大致鉴别空气中存在的微生物的种类。

【实验材料】
培养基（营养琼脂平板及血琼脂平板）、高压灭菌锅、操作工作台、三角瓶、培养皿、酒精灯、培养箱等。

【实验方法】
1. 标本采集

（1）采样时间：消毒处理后或进行医疗活动之前。

（2）采样高度：离地面垂直高度 80~150cm。

（3）采样点布置：室内面积 ≤ $30m^2$，在一条对角线上取 3 点，即中心一点，两端距墙 1m 处各取一点；室内面积 > $30m^2$，则在房屋的东、南、西、北、中 5 点采样，其中东、南、西、北四点各距墙 1m。

（4）采样方法：使用自然沉降法，用直径9cm的普通营养琼脂平板，在各采样点开盖暴露5分钟后送检。

2. 检测方法：已采样平板置37℃温箱中培养24~48小时后，计算各平板上菌落总数，然后延长培养时间至3~7天，进行空气中细菌的检测。计数平板上的菌落，观察各种菌落的形态、大小、颜色等特征。

3. 计算1m³空气中微生物的数目：奥梅染斯基曾建议：若面积为100cm²的平板培养基，暴露在空气中5分钟，置于37℃温箱中培养24小时后所生长的菌落数，相当于10L空气中的细菌数（表2-12，表2-13）。

$$X = \frac{N \times 100 \times 100}{\pi r^2}$$

X：每立方米空气中的细菌数；N：平板暴露5分钟，置37℃温箱中培养24小时后生长的菌落数；r：平皿底半径（cm）。

表2-12 各类环境空气卫生状况标准

场所	畜舍	宿舍	城市街道	市区公园	海洋上空	北纬80°
微生物	（1~2）×10⁶	2×10⁴	5×10³	200	1~2	0

表2-13 以细菌总数评价空气的卫生标准

清洁程度	细菌总数（个/立方米）	清洁程度	细菌总数（个/立方米）
最清洁的空气	1~2	临界环境	<150
清洁空气	<30	轻度污染	<300
普通空气	30~125	严重污染	>301

【实验结果】

1. 列表比较不同放置地点空气菌落种类以及数量的差异？

位置	菌落平均数环境	菌落数	细菌数（个/立方米）

2. 用沉降法计算1m³空气环境中所含菌数。

【思考题】

对沉降测定法的结果，进行分析。

（乔冠华 金 科）

第三篇 医院感染的微生物学监测

实验一 物体表面细菌学监测

【实验目的】

掌握物体表面细菌学监测的方法及计算结果。

【实验材料】

无菌0.9%氯化钠（NaCl）、无菌棉拭子、内径为5cm×5cm灭菌规格板（可自制）、营养琼脂、灭菌平皿、恒温箱等。

【实验方法】

1. 标本采集

（1）采样时间：选择消毒处理后4小时内进行采样。

（2）采样面积：被采面积＜100cm²时，采全部面积；当被采面积大于或等于100cm²时，采样100cm²。

（3）采样方法：用5cm×5cm的标准灭菌规格板，放在被检物体表面，用浸有无菌0.9%氯化钠（NaCl）采样液的无菌棉拭子1支，在规格板内横竖往返涂抹5次，并随之转动拭子，连续采样1~4规格面积，剪去手接触部分，将棉拭子放入装有5ml采样液的试管中送检。门把手等小型物体则采用棉拭子直接涂抹物体全部表面的方法采样。

2. 检测：将试管中已采样的采样液直接铺平板，37℃温箱中培养24~48小时，计数菌落数（CFU/cm²）后按下述公式计算物体表面细菌菌落数，必要时分离鉴定细菌。

3. 计算结果：

$$物体表面细菌菌落数（CFU/cm^2）=\frac{平板上菌落的平均数 \times 采样液稀释倍数}{采样面积（cm^2）}$$

$$物体表面细菌菌落数（CFU/件）=\frac{平板上菌落的平均数 \times 采样液稀释倍数}{件}$$

4. 实验结果的计算和判读：除强调认真仔细外，还应注意排除污染情况，当一个平皿计数大于300CFU/cm²且分布均匀时，如果要准确计数则需启用更高稀释度样本接种的培养皿，再进行计算。若菌落大于300CFU/cm²且集中于平皿边缘或分布极不均匀时，应考虑有污染，标本废弃，重新采样。

实验二 医护人员手细菌学监测

【实验目的】
1. 掌握医护人员手细菌学监测的经典方法。
2. 熟悉细菌定量采样皿法。

一、经典方法

【实验材料】
无菌 0.9% 氯化钠（NaCl）、无菌棉拭子、营养琼脂、无菌平皿等。

【实验方法】
1. 标本采集
（1）采样时间：在消毒后接触患者和从事医疗活动前进行采样。
（2）采样面积：被检人员五指并拢，将浸有无菌 0.9% 氯化钠（NaCl）采样液的无菌棉拭子 1 支在双手指腹面指端来回涂擦各两次（一只手涂擦面积约 $30cm^2$）并随之转动采样棉拭子，剪去操作者手接触部位，将棉拭子置装有 5ml 采样液的试管内送检。

2. 检测方法：将试管中已采样的采样液直接铺平板，37℃温箱中培养 24~48 小时，计数菌落数（CFU/cm^2）后按下述公式计算物体表面细菌菌落数并对细菌进行分离鉴定。

3. 计算结果：

$$手细菌菌落数（CFU/cm^2）= \frac{平板上菌落的平均数 \times 采样液稀释倍数}{采样面积（cm^2）}$$

二、细菌定量采样皿法

细菌定量采样皿为一特制的塑料平皿，面积为 $30cm^2$，平皿底面有模具压成的面积为 $1cm^2$ 的小格，平皿高约 2mm（图 3-1）。采样前，平皿进行常规清洗后，以 0.5% 氯胺 T 钠浸泡 24 小时，用无菌 0.9% 氯化钠（NaCl）彻底冲洗干净，置 37℃温箱中烘干，紫外线照射 60 分钟消毒，然后以无菌操作灌注营养琼脂，使琼脂平面高出平皿边缘 2mm，冷却。

【实验材料】
内有营养琼脂的细菌定量采样皿。

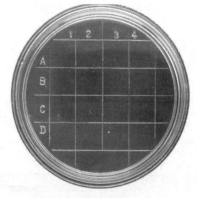

图 3-1 细菌定量采样皿

【实验方法】
1. 采样时间：同上。
2. 采样方法：被检人员五指并拢。操作人员打开平板盖，被检人员以手轻压在平板内培养基上，时间 10 秒（注意手应全部覆盖培养基）。同时采样两手。

3. 将已采样的平板置37℃温箱中培养24~48小时,直接计数两个平板上的菌落数和对细菌进行鉴定。

4. 计算结果:

$$手细菌菌落数（CFU/cm^2）= \frac{2个平板上菌落的总数采样面积（cm^2）}{60（cm^2）}$$

实验三　空气的细菌学监测

【实验目的】

掌握空气细菌学监测的方法。

【实验材料】

营养琼脂平板及血琼脂平板。

【实验方法】

参见综合性实验空气卫生细菌学检测。各类环境空气、物体表面、医务人员手细菌菌落总数卫生学标准见表3-1。

表3-1　各类环境空气、物体表面、医务人员手细菌菌落总数卫生学标准

环境类别范围		标准（CFU/cm²）		
		空气	物体表面	医务人员手
Ⅰ类	层流洁净手术室、层流洁净病房	≤10	≤5	≤5
Ⅱ类	普通手术室、产房、婴儿室、早产儿室、普通保护性隔离室、供应室无菌室、烧伤病房、重症监测室	≤200	≤5	≤5
Ⅲ类	儿科病房、妇产科检查室、注射室、换药室、治疗室、供应室清洁区、急诊抢救室、检验科、普通病房	≤500	≤10	≤10
Ⅳ类	传染科门诊及病房	0	≤15	≤15

以上各类监测对象不得检出致病性微生物,如乙型溶血性链球菌、金黄色葡萄球菌、沙门菌等,可疑污染情况下应进行相应指标的检测。

实验四　消毒液细菌学监测

【实验目的】

熟悉消毒液细菌学监测的方法。

【实验材料】

无菌干燥试管及吸管、营养肉汤、营养琼脂、含中和剂的营养肉汤（表3-2）。

【实验方法】

1. 样本采集

（1）采样时间：采集更换前使用中的消毒液及无菌器械保存液。

（2）采样方法：无菌操作取1ml被检样液，加入9ml中和试剂中混匀。

2. 测定方法：取上述经中和后的混合液0.2ml加入2个9cm的普通琼脂培养基中，分别置37℃（检测细菌）和25℃（检测真菌）温箱中培养72小时（检测细菌）和7天（检测真菌），然后计数各平板上的菌落数。

3. 计算结果：

消毒液细菌总数＝平板上菌落数 × 稀释倍数 ×5 ＝平板上菌落数 ×50

4. 参考标准：使用中的消毒液细菌总数不得超过100CFU/ml，且不得检出致病性微生物，无菌器械保存液不得检出微生物。

表3-2 常用消毒剂的中和试剂

消毒剂	中和试剂
醇类和酚类	普通营养肉汤
含氯、碘、过氧化物消毒剂	含0.1%的硫代硫酸钠营养肉汤
醛类消毒剂	含0.3%的甘氨酸营养肉汤
含表面活性剂的各种消毒剂	含3%吐温-80的营养肉汤
季铵盐类消毒剂	含3%吐温-80和0.3%卵磷脂的营养肉汤

中和试剂的选用原则：及时中止消毒液对微生物的作用，但对培养基无影响。

实验五 无菌器材、一次性注射用品细菌学监测

【实验目的】

熟悉无菌器材、一次性注射用品细菌学监测的方法。

【实验材料】

无菌剪刀、无菌注射器、无菌肉汤管、需氧菌培养基、厌氧菌培养基、真菌培养基、厌氧培养灌。

【实验方法】

1. 标本采集

（1）用无菌剪刀剪取灭菌后的纱布、敷料，大小2cm×2cm，置无菌肉汤管中。

（2）灭菌的注射针头直接置于无菌肉汤管中。

（3）用无菌剪取一段一次性输液器置无菌肉汤管中。

(4)用一次性注射器抽取少许肉汤培养基,然后来回抽动后将器内肉汤分别注入肉汤管(按器内表面积每 $10cm^2$ 加入肉汤 1ml)中。

(5)用无菌注射器注入无菌营养肉汤于输液瓶内,收集流出液至无菌肉汤管(按管内表面积每 $10cm^2$ 流过管内腔 1ml,流速为每分钟 10ml)中。

2. 测定方法:将上述采集的供试样品分别接种于需氧菌、厌氧菌和真菌培养基各 1 支,分别置需氧、厌氧环境 37℃温箱中培养 5 天,真菌培养基在 25℃温箱中培养 7 天(表 3-3)。

表 3-3 供试液的每管接种量与培养基的分装量

供试液总量(ml)	每管接种量(ml)	培养基分装量(ml)
≤2	0.5	15
2~20	1.0	15
≥20	5.0	40

3. 结果判定:根据 3 管肉汤混浊度判定有无相应微生物生长。若为澄清或显混浊但经证明并非有菌生长,均应判为供试品合格。若任一管混浊并确证有菌生长,应判为供试品不合格。对被判为不合格的样品,应重新取样依上法重复测定两次。

4. 参考标准:所有无菌器材及一次性注射器具均不得检出微生物。

(金 科 乔冠华)

第四篇 药物实验

实验一 药物的体外抗菌试验

一、扩散法

（一）纸片扩散法

参见基本实验技术部分细菌对抗菌药物的敏感性试验。

（二）打洞法

本法常用于中草药抑菌作用的定性试验。

【实验方法】

以无菌操作吸取菌液0.1ml，均匀涂布于平板培养基表面。用无菌打孔器（直径6mm）在已涂菌的平板上打4~6孔，孔间距离2cm。除去孔内琼脂放入消毒缸内，然后用无菌毛细滴管加药液于洞内至满，但不要外溢。37℃温箱中培养18~24小时，观察结果。

【结果判定】

关于中草药抗菌作用，目前还没有统一的判定标准，只是根据抑菌环的大小做报告，下列判定标准可做参考。

≥15mm，高度敏感；10~15mm中度敏感；≤10mm，低度敏感或耐药。

（三）挖沟法

本法可用于一种药物对数种菌的作用，常用于某些不易溶解的中草药或外敷中草粉末的测定。

【实验方法】

取琼脂平板1个，用无菌小刀在琼脂平板上切两条相距0.8mm的平行线，挖去二线中的琼脂，使成一条沟。用毛细滴管吸取药液与等量加热融化并冷至45℃的琼脂培养基混合，加入沟中至满。用接种环将菌液垂直与沟两旁及中央划线接种，37℃温箱中培养24小时后，观察抑制细菌生长的距离。

【判断结果】

1. 高度敏感：沟内无细菌生长，接种线上距离沟旁6mm以上不长菌。
2. 中度敏感：沟内及沟旁无菌生长，接种线上距离沟旁1~5mm以上不长菌。
3. 低度敏感：沟内不长菌，沟旁长菌。
4. 轻度敏感：沟内长菌，但与两端接种线与对照比较，菌苔显著减少。
5. 不敏感：沟内与沟外均同样长菌。

(四)管碟法

在含菌平板上,置无菌的小钢管,用无菌毛细滴管将药液分别注入管中,每管加量尽量一致,培养后观察结果。各种抗生素效价测定常用管碟法(见抗生素效价的微生物学测定法)。

二、稀释法

(一)琼脂稀释法

【实验目的】

熟悉琼脂稀释法的用途及方法。

【实验原理】

琼脂稀释法敏感试验是将不同剂量的抗菌药物,分别加入融化并冷至45℃的定量琼脂培养基中,混匀,制成无菌平板,即为所含药物浓度递减的培养基。接种待测菌(可在一个平板上做多株测定)于该培养基上,经培养后观察被检菌的生长情况,以完全抑制该菌生长的药物最低浓度作为该抗生素对该菌的最低抑菌浓度(MIC)。

【实验材料】

1. 菌种:金黄色葡萄球菌菌液(10^7CFU/ml)。
2. 培养基:水解酪蛋白(MH)培养基(MH肉汤1000ml,调pH后,加17g琼脂,分装后103.4kPa高压灭菌15分钟备用)。
3. 抗菌药物;麦氏比浊管,校正待检菌浓度用。

【实验方法】

1. 抗菌药物原液的配置:配置各种抗菌药物原液的溶剂和稀释剂为蒸馏水和0.1mol/L磷酸盐缓冲溶液(pH6.0)。原液浓度常为测定最高浓度的10倍以上。琼脂稀释法常用的原液浓度为5120μg/ml,肉汤稀释法常用的原液浓度为1280μg/ml。原液配置好后用过滤法除菌,小量分装备用。大部分抗菌药物原液在-20℃以下可保存3个月,但在4℃下只能保存1周。琼脂和肉汤稀释法常用的抗菌药物容积稀释法见表4-1。

表4-1 琼脂和肉汤稀释法常用抗菌药物容积稀释法

药物浓度 (μg/ml)	取药液量 (μg/ml)	加稀释剂量 (ml)	药物稀释浓度 (μg/ml)	琼脂或肉汤中最终含药浓度(μg/ml)药物:琼脂(或肉汤)=1:9
5120(原液)	1	0	5120	512
5120	1	1	2560	256
5120	1	3	1280	128
1280	1	1	640	64
1280	1	3	320	32
1280	1	7	160	16
160	1	1	80	8
160	1	3	40	4

续表

药物浓度（μg/ml）	取药液量（μg/ml）	加稀释剂量（ml）	药物稀释浓度（μg/ml）	琼脂或肉汤中最终含药浓度（μg/ml）药物：琼脂（或肉汤）=1：9
160	1	7	20	2
20	1	1	10	1
20	1	3	5	0.5
20	1	7	2.5	0.25
2.5	1	1	1.25	0.125
2.5	2	3	0.625	0.0625
2.5	1	7	0.312	0.0312

2. 制备含药琼脂平板：按表4-1稀释待测药物。分别取2ml加入一系列已做好标记内径为90mm的平板内。再取溶化后已在50℃水浴中平衡半小时以上的MH琼脂18ml加入平板内，轻柔摇晃平板，使药物和培养基充分混匀。

3. 接种：取已校正浓度的待检菌液（10^7CFU/ml）接种于含药琼脂的表面，操作时从最低浓度的琼脂种起，使每滴约2μl菌液，每一接种点的液滴直径为5~8mm。接种时应先接种含药浓度低的平板，然后接种含药浓度高的平板，最后接种不含抗菌药物的生长对照平板，以检查整个实验过程中测试菌存活状态。

4. 培养：待接种点干燥后，再将平板翻转，置37℃温箱中培养16~24小时观察结果。

【实验结果】

不出现菌落的琼脂平板上的最低药物浓度为其最低抑菌浓度。结果可用药物的浓度报告。若超过抑菌终点仍有数个明显菌落，应考虑试验菌的纯度而予以复试，如仅为单个菌落，可予以忽略。判定时应注意：①薄雾状生长不算；②小于5个菌落不算；③若在数个平板上呈拖尾或跳管生长等现象，应该重做。

（二）肉汤稀释法

【实验目的】

掌握试管稀释法的原理、用途及操作方法。

【实验原理】

以水解酪蛋白（MH）液体培养基将抗生素作不同浓度的稀释，然后接种待检细菌，定量测定抗菌药物抑制或杀死该菌的最低抑菌浓度（MIC）或最低杀菌浓度（MBC）。

【实验材料】

1. 菌种：金黄色葡萄球菌菌液（10^5CFU/ml）。

2. 培养基：MH肉汤，去脂肪筋膜牛肉300g绞碎，加蒸馏水1000ml，制成肉浸液。将可溶性淀粉1.5g，水解酪蛋白17.5g加入肉浸液内，加热熔化后调pH至7.4，103.4kPa高压灭菌15分钟备用。

3. 药物：100U/ml的青霉素钾盐。

【实验方法】

1. 取无菌小试管10支排于试管架，于第1管加入MH肉汤1.9ml，第2~10管各加1ml。

2. 于第1管加入稀释好的100U/ml的青霉素钾盐0.1ml，混匀后取1ml加入第2管，依次倍比稀释，自第9管吸出1ml弃去，第10管为对照管。

3. 将各管中加入已校正浓度的金黄色葡萄球菌菌液（10^5CFU/ml）0.05ml，混匀后放置37℃温箱中培养18小时，观察结果。

【实验结果】

确定无细菌生长的药物最高稀释管，该管的浓度即为该菌对此药物的最低抑菌浓度，即MIC。

实验二　药物的微生物学检验

【实验目的】

1. 掌握常用无菌制剂的无菌检验方法及结果的判断与分析。
2. 掌握口服类药品细菌总数和霉菌及酵母菌总数的检测方法。
3. 掌握药品中大肠埃希菌的检验原理、检验的基本程序及方法。
4. 了解无菌制剂进行无菌检验的几种常用培养基。

【实验原理】

1. 每批药品在出厂前除做常规检验外，还要进行微生物学检验。根据药品的剂型不同，有无菌制剂的无菌检验、口服及外用药物的细菌总数测定、霉菌及酵母菌总数测定以及致病菌检验等。

2. 灭菌制剂要求是严格无菌的。对灭菌制剂进行无菌检验的方法一般是先准备适合各种微生物生长的培养基（需氧菌培养基、厌氧菌培养基、真菌培养基），再用无菌操作的方法取一定量的被检药品加到培养基中，在适宜的条件下培养，观察有无微生物生长繁殖，以判断被检药品是否真正无菌。

3. 口服及外用药物进行细菌总数、霉菌及酵母菌总数两项检测。细菌总数的测定是以无菌操作法，将被检药品经稀释后与培养基混匀，制成药物培养基混合平板，倒置于37℃温箱中培养48小时，数平板上的菌落数（每个菌落代表一个细菌），求出每克或每毫升供试品中所含的细菌总数，以此来判断被检药物被细菌污染的程度。霉菌及酵母菌总数的测定是检测每克或每毫升被检药品中所含的活的霉菌和酵母菌数量，以判断被检药品被真菌污染的程度。其检测方法与细菌总数的检测方法基本相同，但培养基采用的是适合霉菌生长的改良马丁培养基，在25~28℃温箱中培养72小时。

4. 大肠埃希菌来源于人和动物的粪便，因此常作为粪便污染的指标。在被检药品中如果检出大肠埃希菌，则表明该药已被粪便污染，一旦被患者服用，就有可能被肠道致病菌和寄生虫卵等感染。因此，大肠埃希菌被列为重要的卫生指标菌，规定口服药品中不得检出大肠埃希菌。

一、灭菌制剂的无菌检验

【实验材料】

1. 藤黄八叠球菌[CMCC（B）28001，作为需氧菌对照]、生胞梭菌[CMCC（B）64941，作为厌氧菌对照]、白色念珠菌[CMCC（F）98001，作为真菌对照]。

2. 各种待测药品、无菌0.9%氯化钠溶液、pH7.0无菌氯化钠-蛋白胨缓冲液、靛基质试液（对二甲基氨基苯甲醛）、质量分数为6%的α-萘酚无水乙醇溶液、质量分数为40%的氢氧化钾溶液。

3. 需氧菌培养基（肉汤培养基）、厌氧菌培养基（疱肉培养基）、真菌培养基（沙氏培养基）、质量分数为0.001%的TTC（氯化三苯基四氮唑）肉汤琼脂培养基、胆盐乳糖培养基（BL）、麦康凯琼脂培养基（MAC）、伊红亚甲蓝琼脂培养基（EMB）、乳糖发酵管、蛋白胨水培养基、磷酸盐葡萄糖胨水培养基、枸橼酸盐培养基、改良马丁培养基。

4. 无菌吸管、滴管、注射器、针头、小砂轮、乙醇棉球、无菌培养皿、无菌乳钵、试管、三角烧瓶、解剖针等。

【实验内容、方法与结果】

1. 任意抽取待检制剂（供试品）2支，用小砂轮轻锉安瓿颈部，用乙醇棉球对安瓿颈部消毒，干后将颈部打开。

2. 用无菌注射器取药液，分别加入需氧菌、厌氧菌、真菌的培养基中，混匀。每种培养基各接种两管。接种的剂量和培养基用量如表4-2所示。

表4-2 待检无菌制剂接种量和培养基用量

药量类型（ml）	每支取量（ml）	培养基用量（ml）
≤2	0.5	15
2~20	1.0	15
≥20	5.0	40

3. 用3支无菌吸管分别取上述三种阳性对照菌菌液各1ml，分别接种于需氧菌、厌氧菌、真菌培养基中，作为阳性对照。

4. 将上述试验管和对照管按药典规定的温度及时间进行培养，如表4-3所示。

表4-3 无菌检验用培养基的类型、数量、培养温度及培养时间

培养基类型	培养温度（℃）	培养时间（天）	培养基数量（支）	
			测试管	对照管
需氧培养基	30~37	5	2	2
厌氧培养基	30~37	5	2	2
真菌培养基	20~28	7	2	2

5. 结果判定。取出上述各试验管进行观察，先看对照管，再看试验管。

当阳性对照各管变浑浊。并经涂片、染色、镜检证实确有菌生长时,观察各试验管。观察需氧菌、厌氧菌、真菌的试验管,若澄清或虽显浑浊但经证实无菌生长时,应判为供试品合格。若浑浊并确认有菌生长,应进行复试。复试时被检药物及培养基量均需加倍,若复试后仍有相同菌生长,可确认该被检注射剂无菌检验不合格。若复试后有不同的菌生长,应再做一次试验,若仍有菌生长,即可判定该被检注射剂无菌检验不合格。

二、口服药物中细菌总数的测定

【实验方法】

1. 按无菌操作方法取供试药品 5g 或 5ml,取 50ml 无菌生理盐水,在无菌乳钵中加入药品和少量 pH7.0 无菌氯化钠－蛋白胨缓冲液,将药品研碎,再将剩余的 pH7.0 无菌氯化钠－蛋白胨缓冲液全部倒入并研匀,制成的均匀供试液。

2. 用无菌吸管吸取 1∶10 的供试液 1ml。加入试管中,再用另一吸管吸取 pH7.0 无菌氯化钠－蛋白蛋白胨缓冲液 9ml 加入试管中,制成 1∶100 的稀释液,同法制成 1∶1000 及 1∶10000 的稀释液。

3. 吸取每个稀释级的液体加入培养皿中,每皿加 1ml,每个稀释级做 2~3 个培养皿。然后在每个培养皿中,加入 15ml 已溶化并冷却至 45℃的普通琼脂培养基。摇匀,待凝固后,倒置于 37℃温箱中培养 48 小时。

4. 计算每个平板上生长的菌落数,应选择菌落数在 200~300 之间的平板计算,再将平均菌落数乘以稀释倍数,求得每克或每毫升供试品中所含的菌落总数。

【实验结果】

实验结果,按表 4-4 记录。

表 4-4 口服药物细菌总数测定结果

药物	不同稀释度菌落数				菌数(g)或(ml)
	1∶10	1∶100	1∶1000	1∶10000	

三、口服药物中霉菌及酵母菌总数的测定

1. 按细菌总数测定方法制备供试液和稀释液,以及制作药品培养基混合平板,但使用的培养基为改良马丁培养基。

2. 将培养皿倒置于 25~28℃温箱中培养 72 小时。

3. 计算每个培养皿内生长的霉菌及酵母菌数。应选择带有菌丝体的菌落和酵母菌菌落进行计数,每个培养皿的菌落数应在 5~50 个之间。再乘以稀释倍数,可得每克或每毫升供试品中所含的霉菌及酵母菌总数。

四、药品中大肠埃希菌的检验

大肠埃希菌的检验程序如图4-1所示。

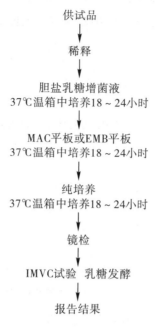

图4-1 大肠埃希菌检验程序图

1. 按细菌总数测定方法制备供试液。

2. 取供试品1:10稀释液10ml,接种在制好的100ml胆盐乳糖培养基中,在37℃温箱中培养18~24小时,进行增菌培养。

3. 用接种环挑取上述培养物接种在麦康凯琼脂平板(MAC)或伊红亚甲蓝琼脂平板(EMB)上,置37℃温箱中培养18~24小时,进行分离培养。观察有无鲜桃红色或微红色、中心深桃红色、圆形、扁平、边缘整齐、表面光滑、湿润的菌落形成。

4. 挑取2~3个疑似大肠埃希菌菌落,分别接种在营养琼脂斜面培养基上,在37℃温箱中培养18~24小时。

5. 将疑似大肠埃希菌的培养物涂片进行革兰染色,经镜检证明为革兰阴性无芽孢短杆菌的,应继续做生化试验。

6. 生化试验

(1)乳糖发酵试验:将上述纯培养物接种在乳糖发酵管中,在37℃温箱中培养24~48小时。凡大肠埃希菌,可发酵乳糖产酸产气。

(2)靛基质试验:将上述纯培养物接种在蛋白胨水培养基中,在37℃温箱中培养45~50小时,加入0.3~0.5ml靛基质试液(对二甲基氨基苯甲醛),观察液面。液面呈玫瑰红色为阳性反应,呈试剂本色为阴性反应。

(3)甲基红试验:将纯培养物接种在磷酸盐葡萄糖胨水培养基内,在37℃温箱中培养46~50小时,在1ml培养液中加入1滴甲基红试剂,立即观察结果。呈鲜红色或橘红色为阳性反应。呈黄色为阴性反应。

（4）V-P试验：将纯培养物接种在磷酸盐葡萄糖胨水培养基内，在37℃温箱中培养46~50小时，在2ml培养液中加入α-萘酚乙醇液1ml，混匀，再加入质量分数为40%的氢氧化钾溶液0.4ml后观察结果。培养液应在加入试剂后的4小时内呈红色为阳性反应，无红色为阴性反应。

（5）枸橼酸盐利用试验：将纯培养物接种在枸橼酸盐斜面培养基上，在37℃温箱中培养46~50小时，观察结果。斜面有菌生长，培养基由绿色变为蓝色为阳性反应，斜面无菌生长培养基仍呈绿色为阴性反应。

（6）判断结果：经染色镜检证实为革兰阴性无芽孢短杆菌，乳糖发酵试验产酸产气，IMVC试验结果为＋＋－－或－＋－－的，可确认供试品中含有大肠埃希菌。

五、内毒素的检测（鲎试验）

在药物制剂的生产过程中，自然环境中产生内毒素的细菌也常污染注射制剂、生物制品等，出厂前也要严格检查。鲎试验可测出微量内毒素（0.1~1.0ng/ml）。

【实验目的】

了解鲎试验的原理和用途。

【实验原理】

鲎是一种海洋节肢动物，血液中含有一种变形细胞，此细胞的裂解物可与微量细菌内毒素起凝胶反应，即细胞裂解物中的一种酶被内毒素激活，使细胞裂解物中蛋白质形成凝胶。鲎试验具有快速、简便、灵敏等优点，但它是非特异的，即不能确定是何种细菌产生的内毒素。

【实验材料】

1. 鲎试剂（即装于安瓿内的鲎变形细胞裂解物的冻干制品）。

2. 待测物（血液、细菌培养上清液或注射剂等）。

3. 标准内毒素（大肠埃希菌内毒素含量100ng/ml）、无热源生理盐水、无菌蒸馏水。

4. 1ml无菌吸管、37℃水浴箱等。

【结果观察】

1. ++：形成牢固凝胶，倒持安瓿凝胶不动。

2. +：形成凝胶，但不牢固，倒持安瓿凝胶能动。

3. -：不形成凝胶。

凡结果阳性者表示内毒素阳性。

实验三 抗生素效价的微生物学测定

【实验目的】

1. 了解抗生素效价的微生物学测定法的基本原理。

2. 掌握二剂量法测定抗生素效价单位的技术和计算方法。

【实验原理】

利用抗生素对某种微生物具有抗菌性能的特点来测定抗生素含量的方法称为抗生素效价的微生物学测定法。它包括稀释法、比浊法和琼脂扩散法，其中以琼脂扩散法中的管碟法最为常用。在管碟法中有一剂量法、二剂量法和三剂量法。

本实验采用二剂量法，该法利用抗生素在琼脂培养基中的扩散、渗透作用，将已知效价的标准品与未知样品均做同样倍数的稀释，取高、低两种浓度的抗生素稀释液，在同样条件下加在含有高度敏感菌的平板培养基表面的牛津杯（小钢管）内，经培养后，在抗生素扩散的有效范围内出现透明的抑菌圈。通过比较标准品和未知样品的抑菌圈大小，将具体数据代入效价的计算公式，就可计算出抗生素未知样品的效价。

抗生素的含量测定法有物理、化学方法及微生物学的方法，较常用的是微生物学方法。用微生物学方法来测定抗生素的效价可以反映该抗生素的抗菌活性，与临床应用有平行关系；用该法测定抗生素效价样品用量少、灵敏度高，在测定前无需特殊处理，因此，该法一直被列入《中国药典》，是抗生素质量检查的重要环节之一。但该法操作复杂，所需时间长，重复性差。

【实验材料】

1. 菌种：金黄色葡萄球菌。
2. 培养基：营养肉汤培养基、营养琼脂斜面培养基。
3. 试验药品：青霉素标准品、青霉素待检品。
4. 其他：牛津杯（内径：6.0 ± 0.1mm，外径：7.8 ± 0.1mm，高度：10.0 ± 0.1mm），培养皿（皿底要平）、无菌吸管、镊子、游标卡尺等。

【内容与方法】

1. 试验菌株的培养：选择合适的敏感的金黄色葡萄球菌菌种在营养琼脂斜面培养基上传代培养一次后，再转种至营养肉汤培养基中，37℃温箱中培养10~18小时，取出备用。

2. 青霉素标准品溶液的配制：精确称取青霉素标准品6g，用pH6.0的1%磷酸盐缓冲液溶解成一定浓度的原液，再将此原液进一步稀释至2U/ml和0.5U/ml两种浓度。

3. 待检样品溶液的配制：待检样品溶液按标准品溶液的配制方法进行配制，由于标准品和待检样品的效价不同，虽然稀释倍数相同，最终得到的两种浓度（即高浓度和低浓度）不会与标准品的两种浓度（即高浓度为2U/ml，低浓度为0.5U/ml）相一致，但在数值上可能很接近。由于在效价计算中，所用的数据为高浓度和低浓度的比值，实质为稀释倍数的比值，故即使不知道待检样品高浓度稀释液和低浓度稀释液的具体浓度值，也不会影响效价的计算结果。

4. 混菌平板的制备

（1）用大口吸管吸取20ml已加热熔化的营养琼脂培养基注入无菌平皿内，均匀铺满皿底，待凝固作为底层培养基。

（2）用2ml无菌吸管吸取培养好的金黄色葡萄球菌培养液1.2ml，加至48℃保温的100ml营养琼脂培养基中，轻轻摇匀，再用无菌大口吸管取4.0ml加至已冷凝好的底层培养基上，立即摇匀，制成含菌薄层平板。

5. 效价测定（管碟法）

（1）加小钢管

1）待含菌薄层完全凝固后，于平皿底部按图4-2标记分成四区，中心部位贴一标签纸，在纸的四角相应位置注明加入药物的名称。

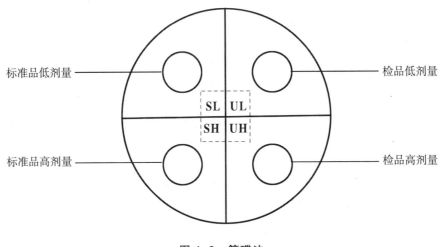

图4-2 管碟法

2）用无菌镊子夹取小钢管的上部，将其分别轻放在四区内（要立放在各区中央），然后用镊子轻按小钢管，使其与培养基表面紧密接触（不能用力过猛，以免小钢管穿破培养基）。

（2）加药液：用无菌滴管取不同药液（标准品和待检样品各两种浓度）加入相应的小钢管内。要注意：①加药的滴管不能混用；②加药要满，但不能使药液溢出；③4个小钢管内的加药量要一致。

（3）换陶土盖：以无菌操作法取下平皿盖，立即换上灭菌的陶土盖，将其轻轻平放在37℃温箱中培养18~24小时，观察结果。

（4）测量抑菌圈直径：用游标卡尺精确测量每种药液的抑菌圈直径（用"mm"表示）。

（5）效价计算：二剂量法也称平行线法。此法的统计基础是抗生素浓度的对数值与抑菌圈直径成直线函数关系，且标准品与待检品性质相同。当浓度不同时，标准品、样品的直线原则上相互平行，因而根据二直线间的差数推导出下列计算公式（见理论教材）。

$$\lg \theta = \frac{(UH+UL)-(SH+SL)}{(UH+SH)-(UL+SL)} \times \lg H/L$$

$$Pu = \theta \times Ps$$

其中：H，L：分别为抗生素的高剂量与低剂量的稀释度；SH：为标准品的高剂量稀释液（2.0U/ml）的抑菌圈直径；SL：为标准品的低剂量稀释液（0.5U/ml）的抑菌圈直径；UH：为待检品的高剂量稀释液的抑菌圈直径；UL：为待检品的低剂量稀释液的抑菌圈直径；θ：相对效价（待检品效价与标准品效价之比）；Ps：为标准品的效价；Pu：为待检品的效价。

为了降低测定及操作中的误差，一般平行做4皿，然后计算出每个数值4皿的平均值，最后代入上述计算公式，计算出待检品的效价。

【实验结果】

1. 测定实例：设有一青霉素待检品，估计其效价为1000U/ml左右，已知的青霉素标准品的效价为1000U/ml，按上述实验方法，将青霉素标准品配成2.0U/ml和0.5U/ml两种浓度。待检品也按同样的方法进行配制（按同样的稀释倍数进行稀释），得到高剂量（估计浓度为2U/ml左右）和低剂量（估计浓度为0.5U/ml左右）两种稀释液。通过试验，最终获得的抑菌圈直径见下表4-5。

表4-5 抗生素效价试验结果

试验皿号	不同浓度的抑菌圈直径（mm）			
	UH	UL	SH	SL
1	22.0	18.5	23.0	18.5
2	23.0	18.0	24.5	18.5
3	24.0	18.0	24.5	18.0
4	24.0	17.5	24.0	18.0
平均值	23.3	18.0	24.0	18.3

将各数值代入效价的计算公式：

$$\lg \theta = \frac{(23.3+18.0)-(24.0+18.3)}{(23.3+24.0)-(18.0+18.3)} \times \lg 4/1 = \frac{-1}{11} \times 0.602 = -0.0547$$

$$\theta = 0.8817$$

$$Pu = \theta \times PS = 0.8817 \times 1000U/ml = 881.7U/ml$$

青霉素检品的效价为881.7U/ml

2. 进行抗生素效价测定（管碟法）时，除要选择适当的实验菌种，按要求制备培养基外，还应注意：

（1）为了减少操作误差，必须平行地多做几个平皿，一般每一检品所用的平板数不得少于4个。

（2）要求抗生素标准品及检品溶液的配制必须准确，高低剂量之比一般为2∶1或4∶1。

（3）测量抑菌圈直径要用游标卡尺，测量数据要准确。

（陈建宏　王重振）

绪 论

习题

一、名词解释

1. 微生物 2. 原核细胞型微生物 3. 真核细胞型微生物 4. 医学微生物学

二、选择题

【A1 型题】

1. 属于真核细胞型的微生物是
   A. 螺旋体   B. 细菌   C. 放线菌
   D. 真菌   E. 病毒

2. 属于原核细胞型的微生物是
   A. 流感病毒   B. 志贺菌   C. 白假丝酵母菌
   D. 柯萨奇病毒   E. 新生隐球菌

3. 属于非细胞型的微生物是
   A. HBV   B. 新生隐球菌   C. 肺炎支原体
   D. 百日咳鲍特菌   E. 梅毒螺旋体

4. 不属于原核细胞型的微生物是
   A. 放线菌   B. 细菌   C. 真菌
   D. 螺旋体   E. 立克次体

5. 不符合原核细胞型微生物特点的是
   A. 有核糖体   B. 无核膜   C. 无核仁
   D. 无线粒体   E. 无核质

6. 不属于原核细胞型的微生物是
   A. 支原体   B. 衣原体   C. 噬菌体
   D. 螺旋体   E. 立克次体

【B1 型题】

（1~5 题备选答案）
   A. 流感   B. 伤寒   C. 鹅口疮

D. 梅毒　　　　　　　　E. 沙眼

1. 由非细胞型的微生物引起的疾病是
2. 由真核细胞型的微生物引起的疾病是
3. 由原核细胞型微生物中细菌引起的疾病是
4. 由原核细胞型微生物中衣原体引起的疾病是
5. 由原核细胞型微生物中螺旋体引起的疾病是

（6~9题备选答案）

A. 细长、柔软、弯曲成螺旋状，且运动活泼

B. 大多在严格细胞内寄生，与节肢动物关系密切

C. 能通过滤菌器，在严格细胞内寄生，并有独特的由原体到网状体的发育周期

D. 无细胞壁，细胞膜含胆固醇，可通过滤菌器，可在无生命培养基中繁殖

E. 能形成长丝、产生分枝，且多以断裂方式繁殖

6. 立克次体
7. 衣原体
8. 支原体
9. 放线菌

三、填空题

1. 微生物按其结构，组成等可分为三大类，它们是_____、_____和_____。
2. 有些微生物在正常情况下不致病，但在特定条件下可导致疾病的产生，这类微生物称为_____。

四、问答题

1. 真核细胞型微生物和原核细胞型微生物的主要差别是什么？
2. 微生物的主要特点有哪些？
3. 微生物与人类的关系如何？
4. 巴斯德和郭霍对微生物学的主要贡献是什么？

参考答案

一、名词解释

1. 微生物：是存在于自然界的一群体积微小、结构简单、肉眼看不见，必须借助光学显微镜或电子显微镜才能观察到的微小生物。
2. 原核细胞型微生物：是指仅有原始核质，无核膜和核仁，细胞器只有核糖体的微生物。包括细菌、放线菌、支原体、立克次体、衣原体和螺旋体。
3. 真核细胞型微生物：是指细胞核分化程度高，有核膜和核仁，细胞质内细胞器完整的微生物。真菌属此类。
4. 医学微生物学：是主要研究与医学有关的病原微生物的生物学性状、感染与免疫、微生物学检查方法和防治原则等，以控制和消灭包括传染病在内的感染性疾病，达到保障和提高人类健康水平的目的。

二、选择题

【A1型题】
1. D　2. B　3. A　4. C　5. E　6. C

【B1型题】
1. A　2. C　3. B　4. E　5. D　6. B　7. C　8. D　9. E

三、填空题

1. 原核细胞型微生物　真核细胞型微生物　非细胞型微生物　　2. 机会致病菌

四、问答题

1. 真核细胞型微生物和原核细胞型微生物的主要差别是什么？

真核细胞型微生物细胞核分化程度高，有核膜和核仁；细胞质内细胞器完整。原核细胞型微生物仅有原始核质，无核膜和核仁；细胞器只有核糖体。

2. 微生物的主要特点有哪些？

微生物具有体积微小、结构简单、种类繁多、繁殖快、易变异、分布广等特点。

3. 微生物与人类的关系如何？

绝大多数微生物对人类、动物和植物是有益的，而且有些是必需的。能引起人类、动物和植物病害的微生物只是少数。此外，有些微生物还具有破坏性，表现在能使工、农业产品和生活用品腐蚀及霉烂等。

4. 巴斯德和郭霍对微生物学的主要贡献是什么？

巴斯德：以著名的曲颈瓶实验证明发酵是由于细菌和酵母菌的生长，推翻了自然发生学说。使微生物学成为一门独立科学。郭霍：发明了细菌的涂片染色法，创用了固体培养基。提出了证实微生物致病性的著名的"郭霍法则"。

第一章　细菌的基本性状

习题

一、名词解释

1. LPS　　2. L型细菌　　3. 中介体　　4. 芽孢　　5. 外毒素　　6. 热原质

7. 异染颗粒　　8. 基因组　　9. 致病岛　　10. 噬菌体　　11. 质粒　　12. 卡介苗（BCG）

二、选择题

【A1型题】

1. 细菌属于原核细胞型微生物的主要依据是

　　A. 形态微小，结构简单　　　　B. 原始核、细胞器不完善　　　　C. 二分裂方式繁殖

　　D. 有细胞壁　　　　　　　　　E. 对抗生素敏感

2. 细菌的测量单位是

　　A. nm　　　　　　　　　　　　B. μm　　　　　　　　　　　　　C. mm

　　D. cm　　　　　　　　　　　　E. pm

3. 细菌在适宜的生长条件下培养后，形态比较典型且所需培养时间为

　　A. 1~4小时　　　　　　　　　B. 4~8小时　　　　　　　　　　　C. 8~18小时

　　D. 18~24小时　　　　　　　　E. 24~36小时

4. 下列关于噬菌体的叙述正确的是

　　A. 具有严格的宿主特异性　　　B. 可用细菌滤器除去　　　　　　C. 含DNA和RNA

　　D. 对理化因素的抵抗力比一般细菌弱

　　E. 能在无生命的人工培养基上生长

5. 细菌的基本结构不包括
    A. 细胞膜　　　　　　　　　B. 细胞质　　　　　　　　　C. 核质
    D. 细胞壁　　　　　　　　　E. 菌毛

6. 细菌的结构中与革兰染色有关的是
    A. 中介体　　　　　　　　　B. 核质　　　　　　　　　　C. 细胞膜
    D. 细胞壁　　　　　　　　　E. 质粒

7. 革兰阳性菌与革兰阴性菌细胞壁共有的成分是
    A. 磷壁酸　　　　　　　　　B. 脂多糖　　　　　　　　　C. 肽聚糖
    D. 外膜　　　　　　　　　　E. 脂蛋白

8. 溶菌酶溶菌作用的机制是
    A. 切断肽聚糖的聚糖支架　　B. 抑制四肽侧链与五肽交联桥的联结
    C. 干扰细菌 DNA 的分裂　　 D. 干扰细菌蛋白质的合成　　E. 损害细胞膜

9. 能与宿主菌染色体整合的噬菌体基因组称
    A. 毒性噬菌体　　　　　　　B. 溶原性噬菌体　　　　　　C. 温和噬菌体
    D. 前噬菌体　　　　　　　　E. 转导噬菌体

10. 关于 L 型细菌的叙述，不正确的是
    A. 细菌细胞壁缺陷　　　　　B. 能通过滤菌器
    C. 只在实验室培养过程中诱导形成
    D. 高渗环境下可存活　　　　E. 高度多形性

11. 细菌的细胞膜成分不包括
    A. 胆固醇　　　　　　　　　B. 磷脂　　　　　　　　　　C. 蛋白质
    D. 脂蛋白　　　　　　　　　E. 脂类

12. 类似于真核细胞线粒体的细菌结构是
    A. 质粒　　　　　　　　　　B. 中介体　　　　　　　　　C. 穿孔蛋白
    D. 脂多糖　　　　　　　　　E. 异染颗粒

13. 下列变异属于有毒牛型结核分枝杆菌经过变异形成 BCG 的是
    A. 形态变异　　　　　　　　B. 毒力变异　　　　　　　　C. 抗原变异
    D. 耐药性变异　　　　　　　E. 菌落变异

14. 具有物质转运与生物合成和分泌等作用的细菌结构是
    A. 细胞壁　　　　　　　　　B. 细胞质　　　　　　　　　C. 核质
    D. 异染颗粒　　　　　　　　E. 细胞膜

15. 普遍性转导转移的基因包括
    A. 染色体及质粒上的基因　　B. 质粒上的基因　　　　　　C. 染色体上特定部位的基因
    D. 染色体上任何部位的基因　E. 噬菌体基因

16. 含有异染颗粒的细菌是
    A. 结核分枝杆菌　　　　　　B. 伤寒沙门菌　　　　　　　C. 白喉棒状杆菌

D. 炭疽芽孢杆菌　　　　　　　E. 霍乱弧菌

17. 下列结构与 L 型细菌的形成有关的是
    A. 中介体　　　　　　B. 细胞膜　　　　　　C. 细胞壁
    D. 细胞质　　　　　　E. 核质

18. 必须用电子显微镜观察的细菌结构是
    A. 芽孢　　　　　　　B. 鞭毛　　　　　　　C. 菌毛
    D. 荚膜　　　　　　　E. 异染颗粒

19. 杀灭芽孢最可靠的方法是
    A. 煮沸　　　　　　　B. 紫外线杀菌　　　　C. 化学消毒剂
    D. 滤过除菌　　　　　E. 高压蒸汽灭菌

20. 繁殖速度较慢的细菌为
    A. 大肠埃希菌　　　　B. 结核分枝杆菌　　　C. 脑膜炎奈瑟菌
    D. 霍乱弧菌　　　　　E. 幽门螺杆菌

21. 对人体无害的细菌代谢产物是
    A. 内毒素　　　　　　B. 外毒素　　　　　　C. 热原质
    D. 侵袭性酶　　　　　E. 维生素

22. 与拮抗作用有亲缘关系的细菌代谢产物是
    A. 外毒素　　　　　　B. 内毒素　　　　　　C. 热原质
    D. 抗生素　　　　　　E. 细菌素

23. 细菌的 H-O 变异属于
    A. 形态变异　　　　　B. 毒力变异　　　　　C. 鞭毛变异
    D. 菌落变异　　　　　E. 耐药性变异

24. 质粒在细菌间的转移方式主要是
    A. 转化　　　　　　　B. 接合　　　　　　　C. 转导
    D. 溶原性转换　　　　E. 转染

25. 转化过程中受体菌获得供体菌遗传物质的方式是
    A. 通过鞭毛　　　　　B. 通过性菌毛　　　　C. 通过噬菌体
    D. 直接摄取　　　　　E. 细胞融合

26. 白喉棒状杆菌染色体上整合 β-棒状噬菌体基因后，获得产生白喉毒素的能力，这种基因转移方式属于
    A. 转化　　　　　　　B. 接合　　　　　　　C. 转导
    D. 溶原性转换　　　　E. 细胞融合

27. 溶原性转换与转导的区别是
    A. 前者参与的是温和噬菌体，后者参与的是毒性噬菌体
    B. 前者转移的是噬菌体基因，后者转移的是供体菌基因
    C. 前者可引起受体菌耐药性改变，而后者不能

D. 前者需供菌与受菌直接接触，后者以噬菌体为载体进行基因转移

E. 前者进行基因转移需受菌处于感受态，后者则否

28. 编码细菌对抗菌药物耐药性的质粒是

   A. F 质粒　　　　　　　　B. R 质粒　　　　　　　　C. Vi 质粒

   D. Col 质粒　　　　　　　E. K 质粒

29. 青霉素对细菌的作用机制是

   A. 裂解肽聚糖中 β-1,4 糖苷键

   B. 抑制四肽侧链与五肽交联桥的联结

   C. 与细菌核蛋白体结合，干扰蛋白质合

   D. 大剂量可作用于革兰阴性菌细胞壁

   E. 干扰细菌的二分裂

30. 流产转导是指噬菌体携带的供体菌 DNA 片段

   A. 能进入受体菌

   B. 进入受体菌后被降解

   C. 进入受体菌后能自身复制，但不能与染色体整合

   D. 进入受体菌后既不能自身复制，也不能与染色体整合

   E. 与受体菌染色体整合后不能表达相应的性状

【B1 型题】

（1~3 题备选答案）

   A. 细胞膜　　　　　　　　B. 磷壁酸　　　　　　　　C. 外膜

   D. 中介体　　　　　　　　E. 核糖体

1. 仅为革兰阳性菌细胞壁的组分是
2. 仅为革兰阴性菌细胞壁的组分是
3. 其功能类似真核细胞线粒体的是

（4~6 题备选答案）

   A. 迟缓期　　　　　　　　B. 对数期　　　　　　　　C. 稳定期

   D. 衰亡期　　　　　　　　E. 上述四期均可

4. 研究细菌的生物学性状应选用
5. 细菌的代谢产物的产生多在
6. 细菌的形态发生显著改变多在

（7~9 题备选答案）

   A. 形态结构变异　　　　　B. 抗原性变异　　　　　　C. 菌落变异

   D. 毒力变异　　　　　　　E. 耐药性变异

7. S-R 变异属于
8. BCG 的成功属于

9. L型细菌属于

三、填空题

1. 革兰阳性菌细胞壁的肽聚糖由_____、_____和_____三部分组成
2. 革兰阴性菌细胞壁脂多糖包括_____、_____及_____三种成分。
3. 细菌群体的生长繁殖可分为_____、_____、_____及_____期。
4. 细菌毒素分为_____与_____两类。
5. 热原质大多由革兰_____菌产生，注入人体或动物体内能引起_____反应。
6. 转位因子主要有_____、_____和_____三类。
7. R质粒由_____和_____两部分组成，分别编码_____和_____。
8. 普遍性转导根据供体菌DNA进入受体菌后是否与受体菌染色体整合而分为_____和_____。
9. 以大肠杆菌T4噬菌体为例，其结构可分为_____和_____两部分，化学组成主要是_____和_____。
10. 常见的细菌性状变异有_____、_____、_____和_____。

四、问答题

1. 试比较革兰阳性菌与革兰阴性菌细胞壁结构。
2. 简述细菌的特殊结构及其功能。
3. 简述质粒的概念及主要特征
4. 简述细菌的合成代谢产物及其意义。
5. 简述细菌的生长曲线及其意义。
6. 简述普遍性转导与局限性转导的区别。
7. 简述R耐药性质粒及其耐药的机制。

参考答案

一、名词解释

1. LPS：即脂多糖，是革兰阴性菌细胞壁外膜的组成成分之一，为革兰阴性菌内毒素。LPS由脂质A、核心多糖和特异多糖三部分组成，与细菌致病性有关。
2. L型细菌：又称细菌细胞壁缺陷型，是指细菌细胞壁的肽聚糖结构受到理化或生物因素的直接破坏或合成被抑制后，造成细胞壁部分或完全缺失，在普通的环境中胀裂死亡，但在高渗的条件下，可存活的细菌。
3. 中介体：是细菌部分细胞膜内陷、折叠、卷曲形成的囊状结构，多见于革兰阳性菌。中介体参与细菌细胞的分裂、呼吸及生物合成功能。
4. 芽孢：革兰阳性细菌在一定环境条件下，能在菌体内部形成一个圆形或卵圆形小体，是细菌的休眠形式，即为芽孢。其抵抗力强，衡量灭菌效果时，常以杀死芽孢作为判断指标。芽孢的大小、形态、位置等随菌种而异，有助于细菌鉴别。
5. 外毒素：是多数革兰阳性菌和少数革兰阴性菌在生长繁殖过程中释放到菌体外的蛋白质，其毒性强，为细菌重要的致病物质。
6. 热原质：又称致热原，是细菌合成的一种注入人体或动物体内能引起发热反应的物质。
7. 异染颗粒：是细菌胞质颗粒中的一种，其主要成分是RNA和多偏磷酸盐的颗粒，用特殊染色时可染成与菌体不同的颜色，故称为异染颗粒，多见于白喉棒状杆菌。
8. 基因组：一个物种的单倍体的所有染色体及其所包含的遗传信息的总称，称为基因组。

9. 致病岛：致病菌染色体上编码与毒力相关基因的DNA片段（通常20~100kbp）的基因群，称致病岛。该片段可在细菌的种内和种间发生遗传物质的交换，使其他细菌获得新的致病性。
10. 噬菌体：是感染细菌、真菌、放线菌或螺旋菌等微生物的病毒。根据噬菌体侵入菌细胞后，是否增殖并裂解细菌，可以分为毒性噬菌体和温和噬菌体。
11. 质粒：染色体外的遗传物质，为闭合环状的双链DNA，带有遗传信息，控制细菌某些特定的遗传性状。
12. 卡介苗（BCG）：卡-介二氏将有毒力的牛型结核分枝杆菌在含胆汁、甘油和马铃薯的培养基上，经过13年，连续传230代，获得的一株毒力减弱但仍保留免疫原性的变异株，用于预防结核病。

二、选择题

【A1型题】
1. B 2. B 3. C 4. A 5. E 6. D 7. C 8. A 9. D 10. C 11. A 12. B 13. B 14. E 15. A
16. C 17. C 18. C 19. E 20. B 21. E 22. E 23. C 24. B 25. D 26. D 27. B 28. C 29. B 30. D

【B1型题】
1. B 2. C 3. D 4. B 5. C 6. D 7. C 8. D 9. A

三、填空题

1. 聚糖骨架　四肽侧链　五肽交联桥　2. 脂质A　核心多糖　特异多糖
3. 迟缓期　对数期　稳定期　衰亡期　4. 内毒素　外毒素　5. 阴性　发热
6. 插入序列　转座子　转座噬菌体或前噬菌体
7. 耐药性传递因子/RTF　耐药(r)决定子　性菌毛　对抗菌药物的耐药性　8. 完全转导　流产转导
9. 头部　尾部　核酸　蛋白质　10. 形态结构的变异　毒力变异　耐药性变异　菌落变异

四、问答题

1. 试比较革兰阳性菌与革兰阴性菌细胞壁结构。

革兰阳性菌与革兰阴性菌细胞壁结构比较如下：

细胞壁	革兰阳性菌	革兰阴性菌
厚度	20~80nm	10~50nm
强度	较坚韧	较疏松
肽聚糖层数	可达50层	仅有1~2层
肽聚糖含量占细胞壁干重	50%~80%	5%~20%
磷壁酸	+	−
外膜	−	+

2. 简述细菌的特殊结构及其功能。

细菌的特殊结构及其功能如下：

（1）荚膜：具有抗吞噬作用，黏附作用，抗有害物质的损伤作用。

（2）鞭毛：是细菌的运动器官，某些与细菌的致病性有关。鞭毛有免疫原性。

（3）菌毛：分为普通菌毛和性菌毛两类。普通菌毛与细菌黏附有关，是细菌的致病因素之一，性菌毛可传递遗传物质。

（4）芽孢：对热、干燥、化学消毒剂和辐射等都有很强的抵抗力。因此，临床以杀死芽孢作为衡量灭菌效果的指标。芽孢的大小、形状、位置因菌种而异，以此可作为细菌的鉴定。

3. 简述质粒的概念及主要特征。

质粒是细菌染色体以外的遗传物质，为环状闭合的双链DNA。其主要特征有：①具有自我复制的能力：可不依赖细菌染色体而独立进行复制。有的质粒既能独立复制，又能整合到细菌染色体上，与染色体同步复制。②赋予细菌某些性状特征：如F质粒编码性菌毛，与生育性有关；R质粒带有一种或多种耐药基因，编码细菌对抗菌药物的耐药性等。③能自行丢失或消除。④质粒能在细菌间转移：质粒可通过多种方式在细菌间转移，不仅在不同细菌之间可以转移，实验研究表明，甚至在细菌和哺乳动物细胞之间也可转移。⑤质粒相容性与不相容性：几种质粒能稳定地共存于同一宿主细菌内的现象称相容性。有些质粒不能共存于同一宿主细菌体内，则称不相容性。

4. 简述细菌的合成代谢产物及其意义。

细菌通过新陈代谢不断合成菌体成分，在医学上具有重要意义的合成代谢产物有：

（1）热原质：在制备生物制品和注射用水等制剂中，必须使用无热原质水。

（2）毒素与侵袭性酶：细菌可产生内毒素与外毒素及侵袭性酶，与细菌的致病性密切相关。

（3）色素：有些细菌产生色素，对细菌的鉴别具有一定的意义。

（4）抗生素：有些微生物代谢过程中可产生一些能抑制或杀死某些其他微生物或癌细胞的物质，为抗生素。

（5）细菌素：是由某些细菌产生的一种仅作用于有近缘关系的细菌的抗生素类物质。

（6）维生素：有些细菌自身能合成维生素，如人类肠道中的大肠埃希菌，合成维生素 B 族和维生素 K，也能供人体吸收利用。

5. 简述细菌的生长曲线及其意义。

细菌群体的生长曲线可分为四期：①迟缓期：为最初培养的 1~4 小时内，是细菌进入新环境的适应时期，菌体增大，代谢活跃，准备分裂繁殖。②对数期：此期细菌繁殖速度快，细菌数以几何级数增长，生长曲线呈直线上升，细菌的形态、结构、生理特性、染色特征等都很典型，是研究细菌的最佳时期。一般对数期为培养后的 8~18 小时。③稳定期：此期由于营养物质消耗，有害代谢产物在周围积聚，pH 出现改变等，细菌繁殖减慢，死亡数逐渐增多，活菌数保持相对稳定，此期内细菌的性状可发生改变，芽孢开始形成。外毒素、内毒素、抗生素大多在稳定期产生。④衰亡期：稳定期后细菌的生长环境越来越差，细菌繁殖越来越慢，死亡越来越多，此期活菌数急剧减少。细菌出现衰退型变化，形态不规则，代谢趋于停滞，甚至发生自溶。此期细菌难以辨认。

6. 简述普遍性转导与局限性转导的区别。

转导可分为两类：①普遍性转导：发生于温和噬菌体的裂解期，噬菌体作为载体，可转导供体菌染色体 DNA 的任何部位或者质粒，供体 DNA 进入受体菌后可产生完全转导和流产转导两种结果。②局限性转导：发生于温和噬菌体的溶原期，可转导噬菌体及供体菌 DNA 的特定部位，从而使受体菌获得供体菌 DNA 特定部位的遗传特性。

7. 简述 R 耐药性质粒及其耐药的机制。

R 质粒由耐药传递因子（RTF）和耐药（r）决定因子两部分组成，RTF 的功能与 F 质粒相似，可编码性菌毛，r 决定因子能编码针对抗菌药物的耐药性，可由 1 个或几个耐药转座子相邻连接，后者可导致细菌的多重耐药性。R 质粒决定耐药的机制是：①使细菌产生能灭活抗生素的酶类。②使细菌改变药物作用的靶部位。③使细菌改变对药物的通透性。以上都使抗生素无法对细菌发挥作用。

第二章　细菌的分布与消毒灭菌

习题

一、名词解释

1. 消毒　　2. 灭菌　　3. 无菌　　4. 无菌操作　　5. 巴氏消毒法　　6. 生物洁净室

二、选择题

【A1 型题】

1. 杀灭物体上所有微生物的方法称

　　A. 消毒　　　　　　　　　　B. 灭菌　　　　　　　　　　C. 防腐

D. 抑菌　　　　　　　　　　　E. 清洁
2. 杀灭物体上病原微生物的方法称
　　A. 消毒　　　　　　　　　　　B. 灭菌　　　　　　　　　　　C. 防腐
　　D. 抑菌　　　　　　　　　　　E. 清洁
3. 一本书的封面被细菌污染，适宜的消毒方法是
　　A. 干烤　　　　　　　　　　　B. 高压蒸汽灭菌法　　　　　　C. 75% 乙醇浸泡
　　D. 紫外线照射　　　　　　　　E. 煮沸消毒
4. 下列灭菌效果最好的方法是
　　A. 流通蒸汽　　　　　　　　　B. 干热（160℃/20 分钟）　　　C. 紫外线照射 20 分钟
　　D. 75% 乙醇浸泡 1 小时　　　　E. 湿热（121.3℃/20 分钟）
5. 不可用于空气消毒的是
　　A. 过氧乙酸　　　　　　　　　B. 环氧乙烷　　　　　　　　　C. 过氧化氢
　　D. 滤过除菌　　　　　　　　　E. 紫外线
6. 适宜于体温表消毒的方法是
　　A. 煮沸　　　　　　　　　　　B. 高压蒸汽灭菌　　　　　　　C. 75% 乙醇浸泡
　　D. 干烤　　　　　　　　　　　E. 紫外线照射
7. 适宜于滑石粉消毒的方法是
　　A. 煮沸　　　　　　　　　　　B. 高压蒸汽灭菌　　　　　　　C. 乙醇浸泡
　　D. 干烤　　　　　　　　　　　E. 紫外线照射
8. 紫外线杀菌效果最强的波长是
　　A. 235~246nm　　　　　　　　 B. 265~266nm　　　　　　　　 C. 356~355nm
　　D. 365~366nm　　　　　　　　 E. 386~399nm
9. 杀死芽孢最有效的方法是
　　A. 巴氏消毒法　　　　　　　　B. 滤过除菌法　　　　　　　　C. 高压蒸汽灭菌
　　D. 75% 乙醇浸泡　　　　　　　E. 煮沸法
10. 不能在土壤里长期存在的细菌是
　　　A. 破伤风梭菌　　　　　　　B. 肉毒梭菌　　　　　　　　　C. 产气荚膜梭菌
　　　D. 志贺菌　　　　　　　　　E. 炭疽芽孢杆菌
11. 不属于高效消毒剂的是
　　　A. 含氯消毒剂　　　　　　　B. 醇类消毒剂　　　　　　　　C. 过氧化物消毒剂
　　　D. 醛类消毒剂　　　　　　　E. 环氧乙烷

【B1 型题】
（1~5 题备选答案）
　　A. 紫外线　　　　　　　　　　B. 漂白粉　　　　　　　　　　C. 高压蒸汽灭菌
　　D. 巴氏消毒　　　　　　　　　E. 75% 乙醇

1. 皮肤消毒

2. 患者排泄物消毒

3. 牛奶消毒

4. 敷料和手术器械灭菌

5. 手术室空气消毒

(6~7题备选答案)

  A. 破伤风梭菌   B. 结核分枝杆菌   C. 化脓性链球菌

  D. 霍乱弧菌   E. 脑膜炎奈瑟菌

6. 可在土壤里长期存在的细菌是

7. 可通过水源引起感染的细菌是

(8~11题备选答案)

  A. 干烤   B. 高压蒸汽灭菌   C. 烧灼

  D. 过滤除菌   E. 紫外线照射

8. 接种环灭菌

9. 滑石粉消毒

10. 普通琼脂培养基的灭菌

11. 无菌血清的获取

三、填空题

1. 血清等不适宜加热灭菌的液体，可采用_____除菌。

2. 无菌是指物品中没有_____微生物存在。

3. 高压蒸汽灭菌的效果以杀灭_____为标准。

4. 消毒是指杀死物体上_____的方法。

5. 灭菌是指杀死物体上_____的方法。

6. 通常，最有效的灭菌方法是_____。

7. 土壤中只有能形成_____的致病菌可长时间存活。

8. 经过灭菌的物品称_____物品。需进入人体内部的医用器材要求绝对_____。

9. 高压蒸汽灭菌器内_____的排出程度会影响温度的升高。

10. 紫外线主要使DNA链上相邻的两个_____共价结合而形成二聚体，干扰DNA的复制与转录。

四、问答题

1. 影响消毒剂消毒效果的因素有哪些？

2. 简述高压蒸汽灭菌法的方法、应用、注意事项和评价。

3. 简述紫外线作用的主要原理、应用和注意事项。

4. 滤过除菌法的原理是什么？有何应用。

参考答案

一、名词解释

1. 消毒：指杀死物体上病原微生物的方法，不一定能杀灭芽孢或某些非病原微生物。
2. 灭菌：指杀灭物体上所有微生物的方法。包括杀灭细菌芽孢在内的全部病原微生物和非病原微生物。
3. 无菌：不存在活菌的意思。
4. 无菌操作：防止细菌进入人体或其他物品的操作技术。
5. 巴氏消毒法：用较低温度杀灭液体中的病原菌或特定微生物，以保持食物中不耐热成分不被破坏的消毒方法。今广泛采用加热至 71.7℃ 持续 15~30s。
6. 生物洁净室：在送风系统上装有高效或亚高效过滤系统的房间。

二、选择题

【A1 型题】

1. B　2. A　3. D　4. E　5. B　6. C　7. D　8. B　9. C　10. D　11. B

【B1 型题】

1. E　2. B　3. D　4. C　5. A　6. A　7. D　8. C　9. A　10. B　11. D

三、填空题

1. 滤过　2. 活的　3. 芽孢　4. 病原微生物　5. 所有微生物　6. 高压蒸汽灭菌

7. 芽孢　8. 无菌　无菌　9. 冷空气　10. 胸腺嘧啶

四、问答题

1. 影响消毒剂消毒效果的因素有哪些？

（1）消毒剂的性质、浓度与作用时间：消毒剂的理化性质不同，对微生物的作用大小有差异。绝大多数消毒剂在高浓度时杀菌作用大，对细菌的作用时间愈长，消毒效果也愈好。

（2）微生物的种类与数量：同一消毒剂对不同微生物的杀菌效果不同。微生物的数量越大，所需消毒的时间就越长。

（3）温度：温度升高可提高消毒效果。

（4）酸碱度：消毒剂的杀菌作用受酸碱度的影响。

（5）有机物：可阻碍消毒剂与病原菌的接触，并消耗消毒剂，因而减弱消毒效果。

2. 简述高压蒸汽灭菌法的方法、应用、注意事项和评价。

高压蒸汽灭菌法是一种最有效的灭菌方法。当蒸汽压力达到 103.4kPa（1.05kg/cm²），温度为 121.3℃，如维持 15~20 分钟，可杀灭包括细菌芽孢在内的所有微生物。此法常用于培养基、生理盐水、手术器械和敷料等耐高温、耐湿热物品的灭菌，是医院使用最广的灭菌方法。高压蒸汽灭菌器内冷空气的排出程度会影响温度的升高；待灭物品的包装、放置等亦会影响灭菌效果。

3. 简述紫外线作用的主要原理、应用和注意事项。

紫外线主要作用于 DNA，使一条 DNA 链上相邻的两个胸腺嘧啶共价结合而形成二聚体，干扰 DNA 的复制与转录，导致细菌的变异或死亡。紫外线穿透力较弱，故只能用于手术室、传染病房、细菌实验室的空气消毒，或用于不耐热物品的表面消毒。

4. 滤过除菌法的原理是什么？有何应用。

滤过除菌法是用物理阻留的方法将液体或空气中的细菌除去，以达到无菌的目的。所用的器具是滤菌器。液体滤过法主要用于一些不耐高温灭菌的血清、毒素、抗生素等的除菌。

目前常用的是薄膜（孔径为 0.45μm 以下）滤菌器。空气除菌是通过初、中、高三级过滤器，除掉空气中 0.5~5μm 的尘埃微粒。细菌通常附着在尘埃上，滤过了空气中的尘埃，也就清除了细菌。

第三章 细菌的感染与免疫

习题

一、名词解释

1. 侵袭力　　2. 内毒素　　3. 菌群失调　　4. 微生物超抗原　　5. 带菌者　　6. 菌血症

7. 脓毒血症　　8. Toll 样受体（TLRs）　　9. 细菌的Ⅲ型分泌系统　　10. 微生物感染与细胞凋亡

二、选择题

【A1 型题】

1. 能引起内毒素性休克的细菌成分是
   A. 肽聚糖　　　　　　　　B. 磷壁酸　　　　　　　　C. LPS
   D. 鞭毛　　　　　　　　　E. 荚膜多糖

2. 不同细菌产生的内毒素引起毒性效应大致相同，其原因是内毒素毒性成分
   A. 化学组成基本相似　　　B. 受体基本相似　　　　　C. 抗原性基本相似
   D. 无抗原性　　　　　　　E. 都含有磷壁酸

3. 内毒素不具有的毒性作用是
   A. 食物中毒　　　　　　　B. 发热　　　　　　　　　C. 休克
   D. DIC　　　　　　　　　　E. 白细胞反应

4. 不属于正常体液与组织中的抗菌物质是
   A. 补体　　　　　　　　　B. 溶菌酶　　　　　　　　C. 抗生素
   D. 乙型溶素　　　　　　　E. 白细胞素

5. 化脓性细菌在机体血液中大量繁殖产生毒素，并随血流到达其他器官，产生化脓性病灶称为
   A. 菌血症　　　　　　　　B. 脓毒血症　　　　　　　C. 内毒素血症
   D. 毒血症　　　　　　　　E. 败血症

6. 下列结构中，与细菌侵袭力有关的是
   A. 芽孢　　　　　　　　　B. 荚膜　　　　　　　　　C. 细胞壁
   D. 中介体　　　　　　　　E. 核糖体

7. 内毒素的毒性部分为
   A. 核心多糖　　　　　　　B. 特异性多糖　　　　　　C. LPS
   D. 脂质 A　　　　　　　　E. 脂蛋白

8. 类毒素的特点是
   A. 有抗原性，无毒性　　　B. 无抗原性，有毒性　　　C. 无抗原性，无毒性
   D. 有抗原性，有毒性　　　E. 有半抗原性，而无毒性

9. 关于内源性感染，正确的叙述是
   A. 病原菌均属正常菌群　　　　　　　　B. 常发生于大量使用抗生素后，均为菌群失调症
   C. 也可发生于使用糖皮质激素后，即为医院内感染　　　D. 是一种自身感染
   E. 大多数是化脓性感染
10. 下列关于细菌内毒素的叙述，错误的是
    A. 主要由革兰阴性菌产生　　B. 其化学成分是LPS　　C. 对热不稳定
    D. 可激活补体旁路途径　　　E. 不能制成类毒素
11. 下列关于细菌的外毒素的特性叙述，错误的是
    A. 化学成分是蛋白质　　　　B. 毒性作用有选择性　　C. 受甲醛作用变成类毒素
    D. 毒性部分是脂质A　　　　E. 不耐热

【B1型题】

（1~4题备选答案）
   A. 菌血症　　　　　　　　B. 毒血症　　　　　　　　C. 脓毒血症
   D. 败血症　　　　　　　　E. 内毒素血症

1. 病原菌侵入机体后只在局部生长繁殖，不进入血液循环，但其产生的外毒素入血，经血液扩散并侵害易感的组织细胞，引起特殊的中毒症状，称为
2. 病原菌由局部侵入血液，但未在血液中生长繁殖，只是一过性地经血液循环到适宜部位后繁殖致病，称为
3. 病原菌侵入血液，在其中大量繁殖并产生毒性产物，引起全身严重症状，称为
4. 化脓性病原菌在引起败血症的同时，又在其他组织或器官中产生新的化脓性病灶，称为

三、填空题

1. 抗毒素是由_____或_____刺激机体产生。
2. 细菌引起感染能力的强弱程度称_____，常用_____和_____作为衡量指标。
3. 病原菌的致病机制与病原菌本身的_____侵入的_____和_____密切相关。
4. 细菌的毒力由_____和_____构成。
5. 内毒素主要是_____菌细胞壁中的_____成分。
6. 因为外毒素的化学成分是_____，所以可用_____处理制备成_____用于预防疾病。
7. 构成非特异性免疫的因素有_____、_____和_____。
8. 全身感染常见的全身表现有_____、_____、_____和_____。
9. 内毒素对机体的毒性效应主要表现有_____、_____、_____和_____。

四、问答题

1. 构成细菌侵袭力的物质基础有哪些？其作用是什么？
2. 细菌内毒素与外毒素的主要区别是什么？
3. 简述正常菌群对机体的有益作用。
4. 简述致病菌引起人体全身性感染后，临床常见的几种情况。

5. 简述抗体在抗胞外菌感染中的作用。

参考答案

一、名词解释

1. 侵袭力：致病菌能突破宿主的皮肤、黏膜生理屏障，进入机体并在体内定植、繁殖和扩散的能力。
2. 内毒素：是革兰阴性菌细胞壁中的脂多糖（LPS）成分，只有当细胞死亡裂解才释放出来。内毒素耐热，不能用甲醛脱毒为类毒素，内毒素刺激机体产生的抗体，中和作用相当微弱。
3. 菌群失调：指机体某部位正常菌群中各菌种间的比例发生较大幅度变化而超出正常范围从而导致机体产生疾病。
4. 微生物超抗原：许多细菌、某些病毒及支原体等微生物能产生不同于常规抗原的蛋白质，是一类高活性蛋白分子，能激发过量的以大量T细胞和细胞因子为特征的免疫反应，主要表现为致病作用，这种毒素蛋白称为微生物超抗原。
5. 带菌者：病原菌在隐性或显性感染后，并未被完全消除，而继续在体内存留一段时间，并不断被排出体外，称为带菌状态。处于带菌状态的人称为带菌者。
6. 菌血症：是病原菌由局部侵入血流，但未在血流中生长繁殖，只是一过性地经血流到达适宜部位后繁殖致病。
7. 脓毒血症：指化脓性病菌在引起败血症的同时，又在其他组织或器官中产生新的化脓性病灶。
8. Toll样受体（TLRs）：是细胞表面天然免疫的一类细胞通道受体及病原模式识别受体，能特异性的识别病原体的特殊成分，并向胞内传递信号，诱导炎症和免疫反应，以清除病原微生物。
9. 细菌的Ⅲ型分泌系统：是接触依赖性分泌，需较多的蛋白质参与，所分泌的效应蛋白不在胞周间停留，也不被切割，直接从胞质输送到细胞表面或将这些蛋白注入宿主细胞而发挥致病作用。
10. 微生物感染与细胞凋亡：某些病原微生物感染机体后，能够诱导一种细胞主动死亡的机制，通过这一机制机体控制组织细胞数目，清除无用的、有害的以及异常的细胞，以维持机体自身的稳定，称之为微生物感染与细胞凋亡，其特征为细胞皱缩，细胞质和细胞核固缩，并可出现含有细胞碎片的凋亡小体。

二、选择题

【A1型题】

1. C 2. A 3. A 4. C 5. B 6. B 7. D 8. A 9. D 10. C 11. D

【B1型题】

1. B 2. A 3. D 4. C

三、填空题

1. 类毒素 外毒素   2. 毒力 ID50 LD50   3. 毒力 数目 侵入部位   4. 侵袭力 毒素
5. 革兰阴性 脂多糖（LPS）   6. 蛋白质 甲醛 类毒素   7. 屏障结构 吞噬细胞 体液因素
8. 菌血症 毒血症 内毒素血症 败血症 脓毒血症
9. 发热反应 白细胞反应 内毒素血症及内毒素休克 弥漫性血管内凝血

四、问答题

1. 构成细菌侵袭力的物质基础有哪些？其作用是什么？

构成细菌侵袭力的物质基础及其作用：

（1）抗吞噬结构：荚膜、微荚膜等具有抗吞噬和抑制杀菌物质的作用，使致病菌能在宿主体内大量繁殖而致病。

（2）黏附素：是细菌细胞表面的蛋白质，分为菌毛黏附素和非菌毛黏附素两类。黏附素只与其相应靶细胞的受体结合，与细菌的致病性密切相关。能使细菌黏附在宿主的呼吸道、消化道、泌尿生殖道等黏膜上皮细胞以免被呼吸道的纤毛运动、肠蠕动、黏液分泌、尿液冲洗等活动所清除。利于细菌在局部定植和繁殖。

（3）侵袭性物质：有些细菌能产生侵袭素或侵袭性酶，这些物质一般不具有毒性，但在细菌感染过程中可协助致病菌抗吞噬或向四周扩散。

2. 细菌内毒素与外毒素的主要区别是什么？

细菌内毒素与外毒素的主要区别：

性状	外毒素	内毒素
来源	革兰阳性菌与部分革兰阴性菌	革兰阴性菌
存在部分	从活菌分泌，少数为细菌崩解后释出	细胞壁组分，细菌裂解后释出
化学成分	蛋白质	脂多糖
稳定性	60~80℃，30分钟被破坏	160℃，2~4小时被破坏
毒性作用	强，对组织器官有选择性毒害效应，引起特殊临床表现	较弱，各菌的毒性效应大致相同，引起发热、白细胞增多、微循环障碍、休克、DIC等
抗原性	强，刺激机体产生抗毒素；甲醛液处理脱毒形成类毒素	弱，刺激机体产生的抗体中和作用弱；甲醛液处理不形成类毒素

3. 简述正常菌群对机体的有益作用。

存在于正常人体，但对人体无害的微生物群称为正常菌群。其生理作用有：

（1）生物拮抗作用：能抵抗外来致病菌，使之不能定植或被杀死。

（2）营养作用：如肠道中的大肠埃希菌能合成维生素B族和维生素K，可供机体吸收利用。

（3）免疫作用：能促进宿主免疫系统的正常发育产生一定的保护作用。

（4）抗衰老作用：肠道正常菌群中双歧杆菌有抗衰老作用。

4. 简述致病菌引起人体全身性感染后，临床常见的几种情况。

（1）毒血症：病原菌侵入机体后只在局部生长繁殖，不进入血液循环，但其产生的外毒素入血，经血液扩散并侵害易感的组织细胞，引起特殊的中毒症状。

（2）内毒素血症：革兰阴性菌感染时，由于细菌在血液中或在感染病灶中大量崩解死亡，释放的内毒素进入血液循环，引起全身的相应症状。

（3）菌血症：病原菌由局部侵入血液，但未在血液中生长繁殖，只是一过性地经血液循环到达适宜部位后繁殖致病。

（4）败血症：病原菌侵入血液，在其中大量繁殖并产生毒性产物，引起全身严重症状。

（5）脓毒血症：指化脓性病菌在引起败血症的同时，又在其他组织或器官中产生新的化脓性病灶。

5. 简述抗体在抗胞外菌感染中的作用。

特异性抗体是抗胞外菌感染的主要保护性免疫机制，属于获得性免疫，其抗菌机制是：

（1）中和细菌外毒素：针对外毒素的抗体又称为抗毒素，抗毒素与外毒素特异性结合形成复合物，则不能表现毒性，称为中和作用。

（2）调理吞噬：分为依赖抗体的调理吞噬和依赖补体的调理吞噬。

（3）阻止吸附：sIgA等抗体与病原菌结合，可以阻止病原菌在黏膜表面黏附定植，避免发生感染。

（4）激活补体：抗体与病原菌等形成的免疫复合物可激活补体，形成的攻膜复合体有破坏革兰阴性菌细胞膜成分的作用；形成的C3A、C5a等产物能引起炎症反应。

（5）抗体导致的免疫病理：IgE抗体与Ⅰ型变态反应的发生有关，IgG和IgM抗体可导致Ⅱ型和Ⅲ型变态反应。

第四章 细菌感染的检查方法与防治原则

习题

一、名词解释

1. 玻片凝集试验　2. 最小抑菌浓度（MIC）　3. 血清学诊断　4. 主动免疫　5. 被动免疫
6. 人工免疫　7. 生物制品　8. 人工主动免疫　9. 死疫苗　10. 活疫苗　11. 类毒素
12. 亚单位疫苗　13. 人工被动免疫

二、选择题

【A1 型题】

1. 给机体注射抗毒素属于的免疫类型是
    A. 自然主动免疫　　　　　　B. 人工主动免疫　　　　　　C. 自然被动免疫
    D. 人工被动免疫　　　　　　E. 天然免疫

2. 常用人工被动免疫的生物制品有
    A. 菌苗　　　　　　　　　　B. 疫苗　　　　　　　　　　C. BCG
    D. 类毒素　　　　　　　　　E. 抗毒素

3. 给机体注射类毒素属于的免疫类型是
    A. 自然主动免疫　　　　　　B. 人工主动免疫　　　　　　C. 自然被动免疫
    D. 人工被动免疫　　　　　　E. 自然获得性免疫

4. 属于灭活疫苗的是
    A. 口服脊髓灰质炎疫苗　　　B. 麻疹疫苗　　　　　　　　C. 风疹疫苗
    D. 狂犬疫苗　　　　　　　　E. 腮腺炎疫苗

5. 不属于减毒活疫苗的是
    A. OPV　　　　　　　　　　 B. 麻疹疫苗　　　　　　　　C. 风疹疫苗
    D. IPV　　　　　　　　　　 E. 腮腺炎疫苗

6. 我国预防乙肝的疫苗属于
    A. 灭活疫苗　　　　　　　　B. 减毒活疫苗　　　　　　　C. 亚单位疫苗
    D. 多糖疫苗　　　　　　　　E. 基因工程疫苗

7. 属于亚单位疫苗的是
    A. 百白破三联疫苗　　　　　B. 卡介苗　　　　　　　　　C. 流脑多糖疫苗
    D. 伤寒三联疫苗　　　　　　E. 破伤风疫苗

8. 属于减毒活疫苗的是
    A. 百白破三联疫苗　　　　　B. 卡介苗　　　　　　　　　C. 流脑多糖疫苗

D. 伤寒三联疫苗　　　　　　　　E. 破伤风疫苗

9. 属于死疫苗的是
   A. 百白破三联疫苗　　　　B. 卡介苗　　　　　　　C. 流脑多糖疫苗
   D. 伤寒三联疫苗　　　　　E. 破伤风疫苗

10. 属于类毒素的是
    A. 百白破三联疫苗　　　　B. 卡介苗　　　　　　　C. 流脑多糖疫苗
    D. 伤寒三联疫苗　　　　　E. 破伤风疫苗

11. 机体可获得人工主动免疫的方法是注射
    A. 抗毒素　　　　　　　　B. 类毒素　　　　　　　C. 细胞因子
    D. 抗血清　　　　　　　　E. 免疫球蛋白

12. 对细菌种属的鉴定不需进行的检测项目是
    A. 显微镜检查　　　　　　B. 分离培养　　　　　　C. 生化试验
    D. 血清学鉴定　　　　　　E. 药物敏感试验

13. 不属于细菌生化反应测定的是
    A. 糖发酵试验　　　　　　B. 肥达试验　　　　　　C. 吲哚试验
    D. 甲基红试验　　　　　　E. 硫化氢试验

14. 属于血清学诊断的试验是
    A. 糖发酵试验　　　　　　B. 肥达试验　　　　　　C. 吲哚试验
    D. 甲基红试验　　　　　　E. 硫化氢试验

【B1型题】

（1~4题备选答案）

　　A. 百白破三联疫苗　　　　B. 卡介苗　　　　　　　C. 流脑多糖疫苗
　　D. 伤寒三联疫苗　　　　　E. 破伤风疫苗

1. 属于亚单位疫苗的是
2. 属于类毒素的是
3. 属于减毒活疫苗的是
4. 属于死疫苗的是

（5~8题备选答案）

　　A. 自然主动免疫　　　　　B. 人工主动免疫　　　　C. 自然被动免疫
　　D. 人工被动免疫　　　　　E. 天然免疫

5. 接种破伤风疫苗属于
6. 对霍乱的终生免疫属于
7. 注射白喉抗毒素属于
8. 6个月以内婴儿的抗感染能力属于

（9~13题备选答案）

  A. 灭活疫苗   B. 减毒活疫苗   C. 类毒素疫苗

  D. 多糖疫苗   E. 基因工程疫苗

9. 卡介苗

10. 乙型肝炎疫苗

11. 破伤风疫苗

12. 流脑疫苗

13. 霍乱疫苗

三、填空题

1. 药物敏感试验方法以_____和_____常用。

2. 抗菌药物的最高稀释度在16~24小时内仍能抑制10^5~10^7个细菌生长的药浓度即称_____。

3. 血清学诊断试验最好取患者_____和_____双份血清标本，当后者的抗体效价比前者升高_____倍者方有意义。

4. 常用的死疫苗有_____、_____和_____等。

5. 常用的活疫苗有_____、_____和_____等。

6. 常用的被动免疫制剂有_____和_____等。

7. 人工被动免疫的主要用途是_____或_____。

四、问答题

1. 在采集与运送用于分离病原体的标本时应注意些什么？

2. 药物敏感试验常用的方法有哪些？

3. 致病菌的检验程序包括哪几个方面？

4. 死疫苗和活疫苗各有何优缺点？

5. 人工主动免疫和人工被动免疫有和不同？

参考答案

一、名词解释

1. 玻片凝集试验：采用含有已知特异抗体的免疫血清（标准诊断血清）与分离培养出的未知纯种细菌在玻片上进行的一种血清学试验，以确定致病菌的种或型。

2. 最小抑菌浓度（MIC）：是抗菌药物在16~24小时内仍能抑制10^5~10^7个细菌生长的最高稀释浓度。

3. 血清学诊断：用已知的细菌或其特异性抗原检测患者体液中有无相应特异性抗体和其效价的动态变化。一般采取患者的血清进行试验，故这类方法通常称为血清学诊断。

4. 主动免疫：是指自然主动免疫（患病、隐性感染）和人工主动免疫（接种疫苗、类毒素等）。

5. 被动免疫：是指自然被动免疫（通过胎盘、初乳）和人工被动免疫（注射抗毒素、丙种球蛋白、转移因子等）。

6. 人工免疫：是采用人工方法，将疫苗、类毒素等免疫原性物质或含有某种特异性抗体、细胞免疫制剂等接种于人体，以增强宿主的抗病能力。

7. 生物制品：用于人工免疫的疫苗、类毒素、免疫血清、细胞制剂，以及诊断制剂（结核菌素、诊断血清、诊断菌液等）等生物性制剂统称为生物制品。

8. 人工主动免疫：是将疫苗或类毒素等免疫原性物质接种于人体，使机体主动产生特异性免疫力的一种防治微生物感染的措施，主要用于预防。

9. 死疫苗：是选用免疫原性强的细菌，经人工大量培养后，用理化方法杀死而成。
10. 活疫苗：是用减毒或无毒力的活病原体制成。
11. 类毒素：细菌外毒素经 0.3%~0.4% 甲醛液作用 3~4 周后可制成类毒素，其毒性消失但仍保持免疫原性。
12. 亚单位疫苗：根据细菌抗原分析，查明不同致病菌的主要保护性免疫原存在的组分，然后将之制成的疫苗。
13. 人工被动免疫：是注射含有特异性抗体的免疫血清或纯化免疫球蛋白，或细胞因子等制剂，使机体即刻获得特异性免疫。人工被动免疫主要用于治疗或紧急预防。

二、选择题

【A1 型题】

1. D 2. E 3. B 4. D 5. D 6. E 7. C 8. B 9. D 10. E 11. B 12. E 13. B 14. B

【B1 型题】

1. C 2. E 3. B 4. D 5. B 6. A 7. D 8. C 9. B 10. E 11. C 12. D 13. A

三、填空题

1. 单片纸碟法　试管稀释法　　2. 最小抑菌浓度（MIC）　　3. 急性期　恢复期　4
4. 霍乱疫苗　伤寒三联疫苗　狂犬疫苗　　5. 口服脊髓灰质炎疫苗　麻疹疫苗　风疹疫苗
6. 抗毒素　丙种球蛋白　　7. 紧急预防　特异性治疗

四、问答题

1. 在采集与运送用于分离病原体的标本时应注意些什么？

①应注意无菌操作，避免正常菌群的污染；②不同病程，采取不同标本；③采集标本应在使用抗菌药物之前；④尽可能采集病变明显部位的材料；⑤标本必须新鲜，采集后尽快送检。在采集、运送和处理标本时还应考虑生物安全。

2. 药物敏感试验常用的方法有哪些？

药物敏感试验方法以单片纸碟法和试管稀释法常用。纸碟法根据抑菌圈有无及大小来判定试验菌对该抗菌药物耐药或敏感。试管法是以抗菌药物的最高稀释度在 16~24 小时内仍能抑制 10^5~10^7 个细菌生长的测定管为终点，该管含药浓度即最小抑菌浓度（MIC），为试验菌株的敏感度。适用于大多数细菌，包括生长缓慢的细菌。

3. 致病菌的检验程序包括哪几个方面？

①显微镜检查；②分离培养；③生化试验；④血清学鉴定；⑤药物敏感试验等。

4. 死疫苗和活疫苗各有何优缺点？

死疫苗易于保存，但接种剂量大，需接种多次，注射的局部和全身性不良反应较大，且只产生体液免疫应答。活疫苗仍可在宿主体内有一定的生长繁殖，一般只需接种一次，剂量较小，不良反应轻微或无，免疫较持久，能同时产生细胞免疫和体液免疫；活疫苗若以口服途径接种，尚有 sIgA 抗体产生，形成局部黏膜免疫。活疫苗的缺点是需冷藏保存，保存期短。

5. 人工主动免疫和人工被动免疫有和不同？

人工主动免疫免疫物质为抗原；免疫出现时间慢，需 2~4 周；免疫维持时间长，达数月至数年；主要用于预防。人工被动免疫免疫物质为抗体或细胞因子等；免疫出现时间快，立即可见；免疫维持时间短，一般 2~3 周；主要用于治疗或紧急预防。

第五章　呼吸道感染的细菌

习题

一、名词解释

1. 抗酸杆菌　2. 结核菌素试验　3. 卫星现象　4. DPT 疫苗

二、选择题

【A1 型题】

1. 下列细菌中繁殖速度最慢的是
   A. 大肠埃希菌	B. 丙型链球菌	C. 脑膜炎奈瑟菌
   D. 结核分枝杆菌	E. 肺炎链球菌

2. 致病物质中既无内毒素又无外毒素的细菌是
   A. 白喉棒状杆菌	B. 百日咳鲍特菌	C. 葡萄球菌
   D. 结核分枝杆菌	E. 肺炎链球菌

3. 分离结核分枝杆菌常用的培养基是
   A. 血平板	B. SS 琼脂平板	C. 沙保培养基
   D. 罗氏培养基	E. 巧克力培养基

4. 人体对结核分枝杆菌的免疫特点是
   A. 体液免疫和细胞免疫并重	B. 以体液免疫为主	C. 为有菌免疫
   D. 可引起Ⅰ型超敏反应	E. 不能获得人工自动免疫

5. 卡介苗的接种对象主要是
   A. 结核性脑膜炎患者	B. 结核菌素试验阳性者	C. 严重的结核患者
   D. 新生儿和结核菌素试验阴性者	E. 肿瘤患者

6. 可鉴别流感嗜血杆菌的试验是
   A. 在 B-G 培养基上形成珍珠样菌落
   B. 与金黄色葡萄球菌共同培养形成"卫星现象"	C. 产生水溶性色素
   D. 悬滴法直接镜检可见细菌的活泼运动
   E. 在亚碲酸钾培养基上形成黑色菌落

7. 流感嗜血杆菌可引起的疾病中不包括
   A. 鼻咽炎	B. 慢性支气管炎	C. 败血症
   D. 流行性感冒	E. 中耳炎

8. 下列哪项不是脑膜炎奈瑟菌的特点
   A. 革兰染色阴性	B. 可有荚膜和菌毛	C. 营养要求高
   D. 呈肾形或豆形	E. 对青霉素不敏感

9. 对脑膜炎奈瑟菌叙述错误的是
   A. 无芽孢及鞭毛	B. 脑脊液中常位于中性粒细胞内
   C. 对外界环境抵抗力弱	D. 治疗可选青霉素	E. 可引起流行性乙型脑炎

10. 对脑膜炎奈瑟菌致病性的错误叙述是
    A. 通过飞沫传播感染	B. 机体抵抗力低下是发病的重要因素
    C. 可在吞噬细胞内寄生	D. 主要靠内毒素致病
    E. 不侵入血流,仅引起呼吸道局部损伤

11. 目前预防百日咳可采用

A. 注射类毒素 B. 注射减毒活疫苗 C. 注射抗毒素
D. 注射百白破三联疫苗 E. 注射百日咳亚单位疫苗

【B1 型题】
（1~3 题备选答案）
A. BCYE 培养基 B. 巧克力（色）平板 C. 鲍金（B-G）培养基
D. 厌氧培养，初次分离加 5% CO_2 E. 普通培养基

1. 分离流感嗜血杆菌应用
2. 分离脑膜炎奈瑟菌应用
3. 分离百日咳鲍特菌应用

（4~7 题备选答案）
A. 通过飞沫传播引起脑部感染 B. 通过飞沫传播引起咽喉部感染
C. 通过飞沫传播引起气管、支气管感染
D. 可引起原发感染（以小儿多见），也可引起继发感染（成人多见）
E. 水中常居菌，通过食入引起腹泻

4. 流感嗜血杆菌
5. 百日咳鲍特菌
6. 白喉棒状杆菌
7. 脑膜炎奈瑟菌

（8~10 题备选答案）
A. 荚膜 B. 蜡质 D C. 索状因子
D. 硫酸脑苷脂 E. 磷脂

8. 能引起迟发型超敏反应的物质是
9. 能促进结核结节形成和干酪样坏死的物质是
10. 抑制白细胞游走和引起强烈的局部肉芽肿反应

【X 型题】

1. 流感嗜血杆菌的特点包括
   A. 为革兰阴性小杆菌 B. 有鞭毛和芽孢
   C. 属嗜血杆菌，生长需 X 因子和 V 因子
   D. 强毒株可引起小儿原发性急性化脓感染
   E. 弱毒株可引起呼吸道继发感染

2. 百日咳鲍特菌与流感嗜血杆菌的相同点包括
   A. 均为革兰阴性小杆菌 B. 有菌毛和荚膜 C. 可产生外毒素
   D. 经飞沫传播引起急性呼吸道感染 E. 人工免疫可有效预防感染

三、填空题

1. 结核菌素试验所用的试剂有_____和_____两种。
2. 根据麻风病的临床病理表现分为_____和_____两型麻风。
3. 结核分枝杆菌侵入机体的途径有_____、_____和_____等
4. 结核分枝杆菌对干燥、_____和_____的抵抗力较强。
5. 引起人类呼吸道感染常见的革兰阴性小杆菌包括_____和_____。
6. 培养流感嗜血杆菌必须在培养基中加入_____，以提供_____因子和_____因子。
7. 流感嗜血杆菌和金黄色葡萄球菌共同培养时可出现_____现象，其原因是靠近金黄色葡萄球菌的流感嗜血杆菌可得到更多的_____。
8. 流感嗜血杆菌的致病物质主要有_____、_____和_____。
9. 流感嗜血杆菌的强毒株有_____，其型别为_____；引起继发感染的多为_____株。
10. 军团菌广泛存在于各种_____，侵入人体后可寄生在_____细胞内。
11. 培养嗜肺军团菌需提供_____和_____。
12. 治疗军团菌病首选药物是_____，并可与_____联合应用。
13. 预防百日咳可接种_____或_____。

四、问答题

1. 简述结核菌素试验的原理、方法和结果分析。
2. 简述脑膜炎奈瑟菌主要传播方式和预防措施。

参考答案

一、名词解释

1. 抗酸杆菌：分枝杆菌属用石炭酸复红染色时不易着色，但经加温和延长染色时间，着色后则能抵抗盐酸乙醇的脱色，故又称抗酸杆菌。
2. 结核菌素试验：应用结核菌素进行皮肤试验，目前常用纯蛋白衍生物于前臂内侧做皮内注射，48~72小时观察结果，若局部出现红肿硬结直径大于5mm者为阳性反应，大于15mm为强阳性。可判定受试者是否受过结核分枝杆菌感染。
3. 卫星现象：将流感嗜血杆菌与金黄色葡萄球菌在血琼脂平板上共同培养，由于后者可合成V因子，促进前者的生长，因此，在金黄色葡萄球菌菌落周围生长的流感嗜血杆菌菌落较大，远处的菌落较小，此称为卫星现象，有助于对流感嗜血杆菌的鉴定。
4. DPT疫苗：即由百日咳死菌苗和白喉、破伤风类毒素混合制成的百白破三联疫苗，用于百日咳、白喉和破伤风的预防，效果较好。

二、选择题

【A1型题】
1. D 2. D 3. D 4. C 5. D 6. B 7. D 8. E 9 E. 10. E 11. D

【B1型题】
1. B 2. B 3. C 4. D 5. C 6. B 7. A 8. B 9. E 10. C

【X型题】
1. ACDE 2. ABE

三、填空题
1. OT PPD 2. 结核样型 瘤型 3. 呼吸道 消化道 损伤的皮肤

4. 紫外线　酸、碱　　5. 流感嗜血杆菌　百日咳鲍特菌　　6. 新鲜血液　V　X
7. 卫星　V因子　　8. 菌毛　荚膜　内毒素　　9. 荚膜　B型　弱毒　　10. 水环境　巨噬
11. 半胱氨酸　铁　　12. 红霉素　利福平　　13. 百日咳死菌苗　百白破三联疫苗

四、问答题

1. 简述结核菌素试验的原理、方法和结果分析。

结核菌素试验是用结核菌素来测定机体能否引起皮肤迟发型超敏反应的一种试验，以判断受试者是否受过结核分枝杆菌感染。目前，结核菌素试剂纯蛋白衍生物（PPD）已取代过去使用较广的旧结核菌素（OT）。常规试验取 PPD 5U 于前臂内侧做皮内注射，48~72 小时观察结果，若局部出现红肿硬结直径大于 5mm 者为阳性反应，大于 15mm 为强阳性。结核菌素试验阳性反应表明受试者受过结核分枝杆菌感染，但不一定发病。接种过卡介苗的人也可呈阳性。结核菌素试验强阳性者可能有活动性结核。应进一步做其他检查确诊。阴性者则表明机体无结核分枝杆菌感染。但应排除细胞免疫功能低下以及应用免疫抑制剂者等。

2. 简述脑膜炎奈瑟菌主要传播方式和预防措施。

脑膜炎奈瑟菌主要经飞沫传播，流行期间人群鼻咽部带菌率可达 20%~70%。密切接触对两岁以下的婴幼儿的传播有重要意义。其传染源是患者和带菌者，尤以后者为主。我国目前主要应用 A 群纯化荚膜多糖疫苗预防流行性脑脊髓膜炎，接种反应轻，保护率可达 90% 以上。流行期间短期应用磺胺药口服或滴鼻，也可预防流脑。

第六章　消化道感染的细菌

习题

一、名词解释

1. 大肠菌群　　2. 不耐热肠毒素（LT）　　3. 志贺毒素　　4. 肥达试验　　5. Vi 抗原

二、选择题

【A1 型题】

1. 我国大陆沿海地区引起食物中毒最常见的病原菌是
   A. 副溶血性弧菌　　　　　　B. 金黄色葡萄球菌　　　　　　C. 产气荚膜梭菌
   D. 蜡样芽孢杆菌　　　　　　E. 霍乱弧菌

2. 霍乱弧菌初次分离用的培养基是
   A. 血清肉汤　　　　　　　　B. 肉浸液　　　　　　　　　　C. 碱性蛋白胨水
   D. 庖肉培养基　　　　　　　E. 葡萄糖蛋白胨水

3. 快速脲酶分解试验可用于下列细菌快速诊断的是
   A. 幽门螺杆菌　　　　　　　B. 致病性大肠杆菌　　　　　　C. 霍乱弧菌
   D. 痢疾志贺菌　　　　　　　E. 解脲脲原体

4. 机体抗伤寒沙门菌主要依赖
   A. 抗生素　　　　　　　　　B. 体液免疫　　　　　　　　　C. 细胞免疫
   D. 补体　　　　　　　　　　E. 中性粒细胞

5. 卫生细菌学中作为饮水、食品等粪便污染指标的细菌是
   A. 痢疾志贺菌　　　　　　　B. 霍乱弧菌　　　　　　　　　C. 蜡样芽孢杆菌

D. 大肠埃希菌　　　　　　　　E. 伤寒沙门菌

6. 确定伤寒沙门菌带菌者的指标是
   A. 血清 Vi 抗体效价超过 1∶10　　　B. 粪便或尿液细菌分离培养阳性
   C. O 抗体与 H 抗体的凝集效价均超过正常值
   D. O 抗体的凝集效价超过正常值　　　E. H 抗体的凝集效价超过正常值

7. 可引起菌血症的肠道菌是
   A. 痢疾志贺菌　　　　B. 霍乱弧菌　　　　C. 肠炎沙门菌
   D. 大肠埃希菌　　　　E. 伤寒沙门菌

8. 肠热症病程的第 1 周，最易检出伤寒沙门菌的标本是
   A. 尿　　　　　　　　B. 血　　　　　　　　C. 粪便
   D. 胆汁　　　　　　　E. 呕吐物

9. 下列细菌不产生外毒素的是
   A. 伤寒沙门菌　　　　B. 霍乱弧菌　　　　C. 幽门螺杆菌
   D. 痢疾志贺菌　　　　E. 肠产毒型大肠埃希菌

10. 鉴别肠道致病菌与非致病菌常用的生化反应是
    A. 吲哚试验　　　　　B. 菊糖发酵试验　　　C. 葡萄糖发酵试验
    D. 乳糖发酵试验　　　E. 甘露醇发酵试验

【B1 型题】

（1~3 题备选答案）
  A. 不耐热肠毒素　　　B. Vero 毒素　　　　C. 志贺毒素
  D. 空泡毒素　　　　　E. 霍乱毒素

1. 肠产毒型大肠埃希菌的致病物质是
2. 肠出血型大肠埃希菌的致病物质是
3. 致泻毒素中毒性最强的毒素是

（4~6 题备选答案）
  A. 大肠埃希菌　　　　B. 霍乱弧菌　　　　C. 痢疾志贺菌
  D. 幽门螺杆菌　　　　E. 伤寒沙门菌

4. 引起消化性溃疡的是
5. 为国际检疫的重要传染病病原是
6. 常引起尿路感染的细菌是

三、填空题

1. 肠产毒型大肠埃希菌的致病物质主要是_____和_____。
2. 肠出血型大肠埃希菌的主要血清型为_____。
3. 痢疾志贺菌、伤寒沙门菌等肠道致病菌与大肠杆菌的鉴别要点是对_____的分解。
4. 伤寒沙门菌的抗原结构有_____、_____和_____抗原。

5. 沙门菌引起人类的疾病类型有_____、_____和_____。

6. 志贺菌属中致病力最强的是_____。

7. 快速尿素酶试验是鉴定_____的主要依据之一。

8. O1 血清群的霍乱弧菌包括_____与_____。

四、问答题

1. 简述引起腹泻的病原性大肠杆菌种类及其致病机制。
2. 简述霍乱的病原及其致病因素。
3. 试述肥达试验中 O 抗体与 H 抗体检测的意义。
4. 简述伤寒沙门菌细菌学检测程序。

参考答案

一、名词解释

1. 大肠菌群：是一类在一定培养条件下能发酵乳糖、产酸产气的需氧和兼性厌氧革兰阴性无芽孢杆菌。
2. 不耐热肠毒素（LT）：由肠产毒型大肠埃希菌产生的肠毒素。作用与霍乱毒素相似，并与霍乱弧菌有交叉抗原，能激活肠黏膜上皮细胞的腺苷环化酶，使细胞内的 cAMP 升高，致肠液大量分泌于肠腔引起腹泻。
3. 志贺毒素：是由痢疾志贺Ⅰ型和Ⅱ型菌产生的外毒素，该毒素具有神经毒性、细胞毒性和肠毒性三种生物活性。
4. 肥达试验：即用已知的伤寒沙门菌 O 抗原、H 抗原、甲型副伤寒沙门菌、肖氏沙门菌的 H 抗原与患者血清做定量凝集试验，检测可疑患者血清中的相应抗体，根据抗体的变化情况，用于辅助诊断伤寒和副伤寒。
5. Vi 抗原：存在于从患者新分离的伤寒沙门菌和希氏伤寒沙门菌菌体表面。可阻止吞噬细胞对菌体的吞噬作用，与细菌毒力有关，Vi 抗原还能阻止 O 抗原与相应抗体发生凝集反应。

二、选择题

【A1 型题】

1. A 2. C 3. A 4. C 5. D 6. B 7. E 8. B 9. A 10. D

【B1 型题】

1. A 2. B 3. E 4. D 5. B 6. A

三、填空题

1. 肠毒素　定植因子　　2. O157:H7　　3. 乳糖　　4. 菌体（O）抗原　鞭毛（H）抗原　表面（Vi）抗原
5. 肠热症　急性胃肠炎（或食物中毒）　败血症　　6. 痢疾志贺菌　　7. 幽门螺杆菌
8. 古典生物型　Eltor 生物型

四、问答题

1. 简述引起腹泻的病原性大肠杆菌种类及其致病机制。

引起腹泻的病原性大肠杆菌种类有：肠产毒型大肠埃希菌（ETEC）、肠致病型大肠埃希菌（EPEC）、肠出血型大肠埃希菌（EHEC）、肠侵袭型大肠埃希菌（EIEC）和肠集聚型大肠杆菌（EAggEC）。致病机制分别为：ETEC 致病物质主要为肠毒素和定植因子，致肠液大量分泌于肠腔引起腹泻。EPEC 借质粒编码的黏附素，于十二指肠、空肠和回肠上段定植增殖，致黏膜刷状缘破坏、微绒毛萎缩、上皮细胞排列及功能受损、造成严重腹泻。EHEC 毒力因子是菌毛和 Vero 毒素，使肠上皮细胞坏死脱落，引起出血性结肠炎。EIEC 发病机制与痢疾相似，细菌侵入结肠黏膜上皮细胞，在细胞内生长繁殖导致炎症、溃疡和腹泻。EAggEC 发病机制为细菌聚集性黏附于肠上皮细胞表面并形成砖状排列、产生毒性物质而干扰肠腔内液体吸收，引起持续性腹泻。

2. 简述霍乱的病原及其致病因素。

霍乱的病原是霍乱弧菌。其致病因素为：①鞭毛和菌毛等霍乱弧菌进入小肠后，依靠活泼的鞭毛运动，穿过肠黏膜表面的黏液层，借菌毛黏附于肠壁与上皮细胞刷状缘的微绒毛上。②产生霍乱毒素刺激细胞内的腺苷酸环化酶使其活化，使 ATP 转化为 cAMP，致细胞内 cAMP 浓度升高，导致水及电解质等肠液分泌增加，进而产生严重腹泻、呕吐，电解质大量丧失。霍乱毒素是目前已知的致泻毒素中毒性最强的毒素。

3. 试述肥达试验中 O 抗体与 H 抗体检测的意义。

O 抗体与 H 抗体检测的意义：O 抗体属 IgM，出现较早，但维持时间较短（几个月）；H 抗体属 IgG，在机体内出现较晚，维持时间较长（可长达数年），消失后易受非特异性病原刺激而出现短暂的上升。因此若 O 抗体与 H 抗体的凝集效价均超过正常值，则肠热症的可能性很大；若两者均低于正常值，则可能性小；若 O 抗体凝集效价高于正常值而 H 抗体凝集效价低于正常值，则可能是感染的早期或与伤寒沙门菌 O 抗原有交叉反应的其他沙门菌（如肠炎沙门菌）的感染；若 H 抗体凝集效价高于正常值而 O 抗体凝效集价低于正常值，则可能是以往预防接种的结果或非特异性回忆反应。

4. 简述伤寒沙门菌细菌学检测程序。

首先是采集标本，标本的采集视疾病而定，败血症时取血；胃肠炎则取可疑食物或粪便、呕吐物；肠热症时按不同病程取不同标本，第 1~2 周取外周血或骨髓，第 2~3 周取粪便和尿液，全病程可取骨髓。而后进行分离培养和鉴定，血液和骨髓穿刺液须先增菌培养，粪便和尿（沉渣）可直接接种于选择鉴别培养基（SS 琼脂平板），37℃温箱中培养 24 小时后，挑选无色半透明的可疑菌落进一步做生化反应和血清学鉴定（用已知抗血清作玻片凝集）。

第七章　创伤感染的细菌

习题

一、名词解释

1. 葡萄球菌 A 蛋白（SPA）　　2. 血浆凝固酶　　3. 毒性休克综合征毒素 -1

4. 抗链球菌溶血素 O 试验　　5. 破伤风痉挛毒素

二、选择题

【A1 型题】

1. 医务人员带菌率高，最容易造成医源性感染的病原菌是

　　A. 变形杆菌　　　　　　B. 葡萄球菌　　　　　　C. 痢疾志贺菌

　　D. 肠球菌　　　　　　　E. 铜绿假单胞菌

2. 测定患者抗链球菌溶血素 O 抗体常用于辅助诊断的疾病是

　　A. 咽炎　　　　　　　　B. 猩红热　　　　　　　C. 风湿热

　　D. 烫伤样皮肤综合征　　E. 化脓性感染

3. 下述哪种疾病不是甲型溶血性链球菌引起的

　　A. 亚急性细菌性心内膜炎　　B. 猩红热　　　　　　C. 风湿热

　　D. 蜂窝组织炎　　　　　　　E. 急性肾小球肾炎

4. 破伤风痉挛毒素作用于

　　A. 红细胞　　　　　　　B. 中性粒细胞　　　　　C. 神经细胞

　　D. 肠上皮细胞　　　　　E. 巨噬细胞

5. 伤口窄深且污染严重时，应考虑首先给予注射
   A. 破伤风类毒素　　　　B. 破伤风抗毒素　　　　C. 百白破三联疫苗
   D. 破伤风死菌苗　　　　E. 丙种球蛋白
6. 抗链球菌溶血素 O 试验的原理是
   A. 溶血试验　　　　　　B. 补体结合试验　　　　C. 沉淀试验
   D. 凝集试验　　　　　　E. 中和试验
7. 破伤风梭菌感染机体，引起破伤风的重要条件是
   A. 皮肤破损　　　　　　B. 菌群失调　　　　　　C. 机体免疫力低下
   D. 伤口厌氧微环境　　　E. 该菌繁殖体污染伤口
8. 铜绿假单胞菌的特征是
   A. 革兰阳性　　　　　　B. 微需氧　　　　　　　C. 产生水溶性色素
   D. 只引起创伤感染，不引起败血症　　　　　　　E. 对青霉素等多种抗生素敏感

【B1 型题】

（1~3 题备选答案）
   A. 透明质酸酶　　　　　B. 血浆凝固酶　　　　　C. M 蛋白
   D. 链激酶　　　　　　　E. 自溶酶

1. 与化脓性感染易于局限化有关
2. 能分解脓汁中高度黏稠的核酸是
3. 与超敏反应性疾病有关

（4~6 题备选答案）
   A. 金黄色葡萄球菌　　　B. 甲型溶血性链球菌　　C. 乙型溶血性链球菌
   D. 铜绿假单胞菌　　　　E. 无芽孢厌氧菌

4. 可引起假膜性肠炎
5. 可引起急性肾小球肾炎
6. 可引起亚急性细菌性心内膜炎

三、填空题

1. 链球菌引起猩红热的主要毒性物质是_____。
2. 正常人体肠道内占绝对优势是_____菌。
3. 根据色素、生化反应等不同表型可将葡萄球菌分为_____、_____和_____三种。
4. 引起烫伤样皮肤综合征的毒素是_____。
5. 用 TAT 特异治疗破伤风患者，应做到_____、_____。
6. 与葡萄球菌感染易于局限化有关的物质是_____。
7. 引起人类食物中毒的化脓性球菌是_____。
8. 放线菌感染病原检测主要是检查脓汁等标本中的_____。
9. 无芽孢厌氧菌的感染多为_____感染。

10. 预防破伤风，通过接种_____进行人工主动免疫，接种_____进行紧急预防和治疗。

四、问答题

1. 试述致病性葡萄球菌的主要特点及所致疾病。
2. 试述乙型溶血性链球菌的致病物质与所致疾病。
3. 试述无芽孢厌氧菌的致病条件和致病特点。
4. 试述破伤风的预防措施。

参考答案

一、名词解释

1. 葡萄球菌 A 蛋白（SPA）：是存在于 90% 以上金黄色葡萄球菌细胞壁表面的一种蛋白质，为完全抗原。能与人及多种哺乳动物的 IgG1、IgG2 和 IgG4 分子 Fc 段非特异性结合，而结合后的 IgG 分子的 Fab 段仍能与抗原特异性结合。利用这种结合原理建立的协同凝集试验已广泛应用于多种微生物抗原检测。此外，SPA 与 IgG 结合后所形成的复合物还具有多种生物活性，如激活补体、抗吞噬、促细胞分裂、引起超敏反应、损伤血小板等。
2. 血浆凝固酶：由致病性葡萄球菌产生，是一种能凝固含抗凝剂的人或兔血浆的蛋白质。凝固酶能使液态的纤维蛋白原变成固态的纤维蛋白致血浆凝固。另外，凝固酶能使纤维蛋白沉积于菌体表面，阻碍吞噬细胞的吞噬或防止吞噬后被消化；同时凝固酶使纤维蛋白聚集在细菌四周，亦能保护细菌免受体液中杀菌物质的作用。
3. 毒性休克综合征毒素 –1：由金黄色葡萄球菌某些菌株产生，引起毒性休克综合征（TSS），其成分是蛋白质，对胰酶有抵抗力，与 TSS 患者出现的发热、猩红热样皮疹、脱屑和休克等症状有关。
4. 抗链球菌溶血素 O 试验：简称抗 O 试验，是用已知的链球菌溶血素 O 检测血清中相应的抗 O 抗体的中和试验，常用于风湿热的辅助诊断。
5. 破伤风痉挛毒素：是由破伤风梭菌产生的一种强毒性蛋白质，属神经毒素。毒素的分子结构系由 A、B 两部分多肽链组成，B 链能与神经节苷脂结合；A 链具有毒性作用。破伤风痉挛毒素具有免疫原性，经 0.3% 甲醛作用 4 周后脱毒便可成为类毒素。

二、选择题

【A1 型题】

1. B 2. C 3. A 4. C 5. B 6. E 7. D 8. C

【B1 型题】

1. B 2. D 3. C 4. A 5. C 6. B

三、填空题

1. 致热外毒素（或红疹毒素） 2. 无芽孢厌氧 3. 金黄色葡萄球菌 表皮葡萄球菌 腐生葡萄球菌
4. 表皮剥脱毒素 5. 早期 足量 6. 血浆凝固酶 7. 金黄色葡萄球菌 8. 硫黄样颗粒
9. 内源性 10. 破伤风类毒素 破伤风抗毒素

四、问答题

1. 试述致病性葡萄球菌的主要特点及所致疾病。

致病性葡萄球菌的特点是：能产生金黄色色素，有溶血性，凝固酶试验和耐热核酸酶试验阳性，分解甘露醇产酸。所致的疾病有：①化脓性感染：引起皮肤、各种器官化脓性感染，败血症、脓毒血症等全身感染。②毒素性疾病：包括食物中毒、烫伤样皮肤综合征、毒性休克综合征等。

2. 试述乙型溶血性链球菌的致病物质与所致疾病。

乙型溶血性链球菌的致病物质包括：①细胞壁的脂磷壁酸、M 蛋白和细胞壁受体有助于细菌黏附。②透明质酸酶、链激酶和链道酶等侵袭性酶使细菌易在组织中扩散。③毒素包括链球菌溶血素和致热外毒素，致热外毒素即红疹毒素，致热机制为直接作用于下丘脑引起发热反应。所致疾病：引起局部或全身化脓性感染；链球菌感染后超敏反应，主要有风湿热和急性肾小球肾炎两种疾病；毒素性疾病，引起猩红热。

3. 试述无芽孢厌氧菌的致病条件和致病特点。

无芽孢厌氧菌的致病条件是：皮肤黏膜屏障作用受损，菌群失调，局部厌氧微环境形成，机体免疫力减退。感染多呈慢性过程，主要感染特征是：多为内源性感染，无特定病型，且大多是化脓性感染，在局部形成脓肿或组织坏死，分泌物为血性或黑色，并有恶臭。使用氨基糖苷类抗生素如链霉素、卡那霉素等治疗无效。

4. 试述破伤风的预防措施。

破伤风的预防措施包括一般预防措施、人工自动免疫和人工被动免疫。

（1）一般预防措施：正确处理创口及时清创扩创，防止厌氧微环境的形成；应用甲硝唑等药物，抑制破伤风梭菌在局部病灶繁殖等，是重要的非特异性防止措施。

（2）人工自动免疫：注射精制破伤风类毒素，刺激机体产生相应抗毒素。采用的制剂是百白破三联疫苗，免疫程序为婴儿出生后第3、4、5个月连续接种3次，2岁、7岁时各加强注射一次，建立基础免疫。以后若发生可能引起破伤风的外伤，立即再接种一次类毒素。孕妇接种破伤风类毒素可预防新生儿破伤风。

（3）人工被动免疫：注射破伤风抗毒素，可获得被动免疫，用于紧急预防对伤口污染严重、深且有泥土杂物、伤者又未经过基础免疫者，为紧急预防破伤风的发生，除外科手术清创外，必须立即注射破伤风抗毒素。

第八章　性传播细菌

习题

一、名词解释

1. 性传播细菌　　2. 原体　　3. 始体

二、选择题

【A1型题】

1. 梅毒传染性最强的病程是

　　A. 潜伏期　　　　　　　　B. 一期　　　　　　　　C. 二期

　　D. 三期　　　　　　　　　E. 恢复期

2. 检查梅毒最好采集的标本是

　　A. 血液　　　　　　　　　B. 淋巴液　　　　　　　C. 下疳渗出液

　　D. 梅毒疹渗出液　　　　　E. 局部淋巴结抽出液

3. 淋病奈瑟菌的主要致病因素是

　　A. 脂寡糖　　　　　　　　B. 外膜蛋白　　　　　　C. 侵袭性酶

　　D. 菌毛　　　　　　　　　E. 荚膜

4. 能引起原发性非淋球菌性尿道炎的病原体是

　　A. 肺炎支原体　　　　　　B. 口腔支原体　　　　　C. 溶脲脲原体

　　D. 人型支原体　　　　　　E. 穿透支原体

5. 首先成功分离培养出沙眼衣原体的学者是

　　A. 汤飞凡　　　　　　　　B. 郭霍　　　　　　　　C. 巴斯德

　　D. 李斯德　　　　　　　　E. 琴纳

6. 能引起沙眼的病原体是

A. 沙眼衣原体沙眼亚种　　　B. 沙眼衣原体LGV亚种　　　C. 沙眼衣原体鼠亚种
D. 肺炎衣原体　　　　　　　E. 鹦鹉热衣原体

7. 非淋菌性泌尿生殖道感染的病原体是
   A. 腺病毒　　　　　　　　B. 沙眼衣原体沙眼亚种　　　C. 性病淋巴肉芽肿亚种
   D. 肺炎衣原体　　　　　　E. 鹦鹉热衣原体

8. 性病淋巴肉芽肿的病原体是
   A. 梅毒螺旋体　　　　　　B. 伯氏疏螺旋体　　　　　　C. 沙眼衣原体
   D. LGV亚种　　　　　　　　E. 鹦鹉热衣原体

9. 以下微生物具有特殊发育周期的是
   A. 支原体　　　　　　　　B. 衣原体　　　　　　　　　C. 立克次体
   D. 螺旋体　　　　　　　　E. 放线菌

10. 以下颗粒属衣原体繁殖型的是
    A. 中介体　　　　　　　　B. 内基小体　　　　　　　　C. 网状体
    D. 原体　　　　　　　　　E. Dane颗粒

11. 沙眼衣原体沙眼亚种经接触传播不会引起的疾病是
    A. 沙眼　　　　　　　　　B. 前列腺炎　　　　　　　　C. 滤泡性结膜炎
    D. 婴幼儿肺炎　　　　　　E. 尿道炎

12. 下列关于沙眼衣原体沙眼亚种的致病性免疫性叙述不正确的是
    A. 人是唯一的易感者　　　B. 传播的方式多种　　　　　C. 可通过性接触传播
    D. 是非淋菌性泌尿生殖道感染的病原体之一　　　　　　E. 病后有牢固的免疫力

13. 不能通过性接触传播的病原体是
    A. 淋球菌　　　　　　　　B. 梅毒螺旋体　　　　　　　C. 沙眼衣原体
    D. 溶脲衣原体　　　　　　E. 钩端螺旋体

14. 衣原体的繁殖型是
    A. 原体　　　　　　　　　B. 始体　　　　　　　　　　C. 包涵体
    D. 内基氏小体　　　　　　E. 核糖体

15. 患者出现一期梅毒症状，检查病原体应取
    A. 血液　　　　　　　　　B. 尿液　　　　　　　　　　C. 局部淋巴结抽出液
    D. 梅毒疹渗出液　　　　　E. 下疳渗出液

16. 在抗梅毒免疫中，相对更重要的免疫因素是
    A. 中性粒细胞　　　　　　B. 巨噬细胞　　　　　　　　C. 补体
    D. 体液免疫　　　　　　　E. 细胞免疫

【B1型题】

（1~4题备选答案）
   A. 溶脲脲原体　　　　　　　　　B. 沙眼衣原体　　　　　　C. 淋球菌

D. 梅毒螺旋体　　　　　　　E. 支原体

1. 包涵体结膜炎的病原体是

2. 无痛性硬下疳的病原体是

3. 引起淋病的病原体的是

4. 能够经过性接触传播而引起泌尿生殖道感染的病原体是

三、填空题

1. 梅毒疹是获得性梅毒临床＿＿＿＿＿期的典型表现，硬下疳则是其临床＿＿＿＿＿期的特点。

2. 目前梅毒病的微生物学检查法主要是＿＿＿＿＿，分为两类，即＿＿＿＿＿试验和＿＿＿＿＿试验。

3. 梅毒可分＿＿＿＿＿性、＿＿＿＿＿性和＿＿＿＿＿性三种，分别是通过＿＿＿＿＿方式、＿＿＿＿＿方式和＿＿＿＿＿方式传染。

4. 淋病奈瑟菌可引起人类＿＿＿＿＿，其主要传播途径是通过＿＿＿＿＿传播。

5. 培养淋病奈瑟菌常用＿＿＿＿＿培养基，培养时应加入＿＿＿＿＿气体。

6. 沙眼衣原体除引起沙眼外，还可引起＿＿＿＿＿、＿＿＿＿＿和＿＿＿＿＿。

7. 衣原体具有特殊发育周期，可观察到两种不同颗粒，一种是＿＿＿＿＿，另一种是＿＿＿＿＿，前者具有＿＿＿＿＿性，后者具有＿＿＿＿＿能力。

四、问答题

1. 试述梅毒的微生物学检查方法。

2. 沙眼衣原体所致的疾病主要有哪些？

3. 简述梅毒螺旋体所致的疾病及防治原则。

参考答案

一、名词解释

1. 性传播细菌：是指主要通过性行为传播，引起生殖泌尿系统感染的一类细菌，由此而引发的疾病称为性传播疾病（STD），国内俗称性病。

2. 原体：呈球形，结构致密，是宿主细胞外的静止状态，具有高度传染性的衣原体。

3. 始体：也称网状体，球形，是原体进入宿主细胞后发育增大而成，疏松呈网状，代谢活跃，以二分裂方式繁殖，发育出许多子代原体，最后破坏细胞，子代原体释出。始体是衣原体在宿主细胞内的繁殖状态，无传染性。

二、选择题

【A1型题】

1. B　2. C　3. A　4. C　5. A　6. A　7. B　8. D　9. B　10. C　11. D　12. E　13. E　14. B　15. E　16. E

【B1型题】

1. B　2. D　3. C　4. E

三、填空题

1. 二　一　　2. 血清学诊断　非密螺旋体抗原　密螺旋体抗原

3. 获得　先天　输血　性接触（水平）　胎盘（垂直）　输血　　4. 淋病　性接触

5. 巧克力色血琼脂平板　5% CO_2　　6. 包涵体结膜炎　泌尿生殖道感染　性病淋巴肉芽肿

7. 原体　始体　感染　繁殖

四、问答题

1. 试述梅毒的微生物学检查方法。

(1) 直接查病原体：一期梅毒取硬下疳渗出液，二期梅毒取梅毒疹渗出液等，立即在暗视野显微镜下观察其运动及形态。

(2) 血清学检查：取患者血清，先做非密螺旋体抗原试验（如 RPR）进行粗筛。若为阳性，再做进一步试验，即密螺旋体抗原试验（如 FTA-ABS 或 MHA-TP）。注意排除生物学假阳性。

2. 沙眼衣原体所致的疾病主要有哪些？

(1) 沙眼：由沙眼生物亚种 A、B、Ba 和 C 血清型引起，主要通过眼—眼或眼—手—眼的途径经直接或间接接触传播，引起沙眼。

(2) 包涵体结膜炎：由 D~K 血清型引起，成人主要经过性接触、手—眼接触和间接接触如污染的游泳池水等而感染；新生儿则由产道感染，引起急性化脓性结膜炎。

(3) 泌尿生殖道感染：由 D~K 血清型引起，经性接触而传播。沙眼生物亚种是非淋菌性尿道炎（NGU）的主要病原体。

(4) 性病淋巴肉芽肿：由 LGV 的 4 个血清型引起，主要通过性接触传播。

3. 简述梅毒螺旋体所致的疾病及防治原则。

梅毒螺旋体引起梅毒，患者是唯一的传染源，经性接触传播引起获得性梅毒；经垂直传播可引起先天性梅毒；经输血可引起输血后梅毒。

(1) 获得性梅毒：病程可分三期：

一期梅毒：通过性行为经皮肤黏膜感染，3 周后局部出现无痛性硬下疳，多见于外生殖器。下疳溃疡面渗出物中有大量梅毒螺旋体，传染性极强。通常 1 个月后硬下疳自愈，进入无症状潜伏期。

二期梅毒：经过 2~3 个月的无症状隐伏期，进入二期，此期全身皮肤黏膜出现梅毒疹和周身淋巴结肿大，内有大量梅毒螺旋体，通常 3 周至 3 个月后症状亦可自行消退。

三期梅毒：二期后经过 5~10 年，病程缓慢进入三期，病变可波及全身组织和器官，又称晚期梅毒。主要表现为皮肤黏膜的溃疡性坏死灶，内脏组织的肉芽肿样病变，可发生心血管系统与中枢神经系统损害，甚至可危及生命。此期病灶中一般查不到病原体，故传染性很小。

(2) 先天性梅毒：孕妇梅毒可经胎盘感染胎儿造成胎儿全身性感染，导致流产、早产、死胎，或出生后呈现锯齿牙、马鞍鼻、间质性角膜炎、先天性耳聋等特殊体征，俗称梅毒儿。

(3) 输入含有梅毒螺旋体的血液，可引起发热、皮疹等二期梅毒症状。现在我国对供血源均检测梅毒感染指标，采集的血液在 4℃至少存放 72 小时，以确保安全。

(4) 防治原则：梅毒是一种性传播疾病，主要应加强卫生教育和严格社会管理，及早检查和发现患者，采用青霉素等敏感药物彻底治疗，并继续定期检查。

第九章　动物源性细菌

习题

一、名词解释

1. 人畜共患病　2. 立克次体　3. 外斐反应　4. 保护性抗原　5. 波浪热

二、选择题

【A1 型题】

1. 人畜共患的螺旋体病是

　　A. 钩端螺旋体病　　　　　　　B. 梅毒　　　　　　　　C. 回归热

    D. 雅司病 E. 奋森咽喉炎
2. 关于钩端螺旋体，下列描述错误的是
   A. 鼠类和猪是主要传染源
   B. 人主要是通过接触钩端螺旋体污染的水或土壤而被感染
   C. 钩端螺旋体有较强的侵袭力，可通过正常或破损的皮肤黏膜侵入机体
   D. 钩端螺旋体可进入血液引起钩端螺旋体血症
   E. 钩端螺旋体病患者病后可获得以细胞免疫为主的特异性免疫力
3. 下列观察螺旋体最好的方法是
   A. 革兰染色法 B. 抗酸染色法 C. Giemsa 染色法
   D. 暗视野显微镜法 E. 悬滴法
4. 钩端螺旋体的重要储存宿主和传染源是
   A. 鼠和猪 B. 猫和狗 C. 虱和蚤
   D. 蜱和螨 E. 蚊和苍蝇
5. 立克次体与细菌的主要区别是
   A. 有细胞壁和核糖体 B. 含有 DNA 和 RNA 两种核酸 C. 以二分裂方式繁殖
   D. 严格的细胞内寄生 E. 对抗生素敏感
6. 地方性斑疹伤寒的传播媒介是
   A. 蜱 B. 蚊 C. 鼠蚤
   D. 恙螨 E. 人虱
7. 普氏立克次体主要的传播途径是
   A. 呼吸道 B. 消化道 C. 人虱叮咬
   D. 鼠蚤叮咬 E. 性接触
8. 与立克次体有共同抗原成分的细菌是
   A. 痢疾志贺菌 B. 大肠埃希菌 C. 铜绿假单胞菌
   D. 变形杆菌 E. 产气杆菌
9. 鼠疫杆菌的传播媒介是
   A. 鼠蚤 B. 人虱 C. 恙螨
   D. 蚊 E. 蜱
10. 下列病原体不是人畜共患病病原体的是
    A. 鼠疫杆菌 B. 布鲁氏菌 C. 炭疽杆菌
    D. 莫氏立克次体 E. 百日咳杆菌
11. 可用外斐反应来辅助诊断的疾病是
    A. 伤寒 B. 回归热 C. 斑疹伤寒
    D. 钩端螺旋体病 E. 梅毒
12. 感染动物后引起母畜流产的病原是
    A. 布鲁氏菌 B. 炭疽杆菌 C. 鼠疫杆菌

D. 钩端螺旋体　　　　　　　　E. 空肠弯曲菌

13. 可寄生在巨噬细胞内的细菌是
    A. 布鲁氏菌　　　　　　B. 金黄色葡萄球菌　　　　C. 肺炎链球菌
    D. 破伤风梭菌　　　　　E. 炭疽杆菌

14. 下列细菌中属需氧芽孢杆菌的是
    A. 破伤风梭菌　　　　　B. 肉毒梭菌　　　　　　　C. 产气荚膜梭菌
    D. 炭疽杆菌　　　　　　E. 白喉棒状杆菌

15. 食入未经消毒的羊奶，最有可能患的病是
    A. 破伤风　　　　　　　B. 炭疽　　　　　　　　　C. 伤寒
    D. 波浪热　　　　　　　E. 肉毒中毒

16. 关于炭疽杆菌，下列描述错误的是
    A. 为革兰阴性大杆菌，可形成长链状
    B. 有荚膜，其与该菌致病力有关
    C. 是人畜共患病病原体
    D. 炭疽毒素由保护性抗原、致死因子和水肿因子三种成分构成
    E. 临床可致皮肤炭疽、肺炭疽和肠炭疽

【B1 型题】

（1~3 题备选答案）
    A. 布鲁氏菌　　　　　　B. 炭疽杆菌　　　　　　　C. 白喉棒状杆菌
    D. 金黄色葡萄球菌　　　E. 肺炎链球菌

1. 主要以内毒素致病的细菌是
2. 波浪热的病原是
3. 有芽孢的细菌是

（4~7 题备选答案）
    A. 鼠疫杆菌　　　　　　B. 炭疽杆菌　　　　　　　C. 布鲁氏菌
    D. 钩端螺旋体　　　　　E. 普氏立克次体

4. 属于耶尔森菌属
5. 在普通琼脂平板上形成的菌落边缘呈卷发状
6. 在肉汤培养基中形成钟乳石状沉淀
7. 革兰阳性链状排列的粗大杆菌

（8~10 题备选答案）
    A. 炭疽杆菌　　　　　　B. 布鲁氏菌　　　　　　　C. 肉毒杆菌
    D. 鼠疫杆菌　　　　　　E. 破伤风梭菌

8. 串珠试验阳性

9. 是可以产生外毒素的革兰阴性菌

10. 由鼠蚤传播

（11~14题备选答案）

　　A. 蚊　　　　　　　　B. 蜱　　　　　　　　C. 蚤

　　D. 虱　　　　　　　　E. 螨

11. 斑疹伤寒立克次体传播媒介是

12. 恙虫病立克次体传播媒介是

13. Q热柯克斯体传播媒介是

14. 普氏立克次体传播媒介是

三、填空题

1. 钩端螺旋体病的传染源和储存宿主主要是_____和_____。

2. 钩端螺旋体的致病物质主要有_____、_____和_____。

3. 普氏立克次体以_____为媒介在人与人之间传播，引起_____。

4. 恙虫病的传播媒介是_____，患者血清可与变形杆菌_____株发生凝集反应。

5. 外斐反应是以_____作为抗原，与患者血清进行凝集反应，用以辅助诊断_____病。

6. 鼠疫是一种_____的烈性传染病，通过_____传染给人。

7. 布鲁氏菌侵袭力强，主要经_____、_____、_____、_____等途径侵入机体，引起波浪热。

8. 布鲁氏菌感染动物主要引起_____，感染人主要引起_____。

9. 炭疽杆菌主要的致病物质是_____和_____。

10. 人类炭疽杆菌因侵入途径的不同分为_____、_____和_____三种临床类型。

四、问答题

1. 主要的动物源性细菌有哪些？各引起哪些人畜共患病？

2. 简述引起我国三种主要立克次体病病原体的主要传播媒介及所致疾病。

3. 简述外斐反应的原理及意义。

4. 炭疽杆菌可通过哪些途径感染人体？

参考答案

一、名词解释

1. 人畜共患病：由同一种病原体引起的人和动物所感染的传染病，称为人畜共患病。人类患病多是由于接触了感染动物所致。如布鲁氏菌病、炭疽等。

2. 立克次体：是一类与节肢动物（虱、蚤、蜱、螨）等关系密切，在活细胞内寄生的原核细胞型微生物。

3. 外斐反应：是用变形杆菌OX19、OX2、OXK株抗原代替立克次体抗原，与患者血清做凝集反应，检查抗体水平和变化，辅助诊断斑疹伤寒等疾病的试验。

4. 保护性抗原：是炭疽毒素的成分之一，相当于B亚单位，可以与细胞表面的糖蛋白受体结合，刺激机体产生保护性抗体。

5. 波浪热：布鲁氏菌感染人体引起的间歇性、反复发热。布鲁氏菌侵入宿主体内，被吞噬细胞吞噬后可在吞噬细胞内增殖并扩散侵入血流，并进一步扩散到肝、脾、骨髓等组织中继续繁殖，再释放入血。如此反复多次，因内毒素血症而导致临床上反复发热,故也称波浪热。

二、选择题

【A1 型题】

1. A 2. E 3. D 4. A 5. D 6. C 7. C 8. D 9. A 10. E 11. C 12. A 13. A 14. D 15. D 16. A

【B1 型题】

1. A 2. A 3. B 4. A 5. B 6. A 7. B 8. A 9. D 10. D 11. C 12. E 13. B 14. D

三、填空题

1. 鼠　猪　　2. 溶血素　细胞毒因子　内毒素样物质　　3. 人虱　流行性斑疹伤寒

4. 恙螨　OXK　　5. 变形杆菌　立克次体　　6. 自然疫源性　鼠蚤

7. 皮肤　呼吸道　消化道　眼结膜　　8. 母畜流产　波浪热　　9. 荚膜　炭疽毒素

10. 皮肤炭疽　肺炭疽　肠炭疽

四、问答题

1. 主要的动物源性细菌有哪些？各引起哪些人畜共患病？

　　主要的动物源性细菌及引起的人畜共患病有：①布鲁氏菌，引起布鲁氏菌病，也称波浪热。②鼠疫杆菌，引起鼠疫。③炭疽杆菌，引起炭疽病。

2. 简述引起我国三种主要立克次体病病原体的主要传播媒介及所致疾病。

　　我国三种主要立克次体病病原体的传播媒介及所致疾病是：①普氏立克次体：传播媒介是人虱，在人与人之间传播，所致疾病是流行性斑疹伤寒。②莫氏立克次体：传播媒介是鼠蚤，传给人，所致疾病是地方性斑疹伤寒。③恙虫立克次体：传播媒介是恙螨，感染人类引起恙虫病。

3. 简述外斐反应的原理及意义。

　　某些立克次体与变形杆菌某些 OX 菌株有共同抗原成分，故用变形杆菌 OX19、OX2、OXK 株抗原代替立克次体抗原，检查患者血清中立克次体抗体的水平和变化。用于辅助诊断立克次体病。若抗体效价≥1∶160 或双份血清效价增长≥4 倍，则为阳性反应。

4. 炭疽杆菌可通过哪些途径感染人体？

　　炭疽杆菌的感染途径及所致疾病有：

　　（1）经皮肤小伤口感染，引起皮肤炭疽。

　　（2）经呼吸道吸入炭疽杆菌的芽胞而感染，引起肺炭疽。

　　（3）经食入未煮透的病畜肉而感染，引起肠炭疽。

第十章　病毒的基本性状

习题

一、名词解释

1. 病毒　2. 病毒体　3. 壳粒　4. 刺突　5. 核衣壳　6. 复制周期　7. 缺陷病毒

8. 病毒灭活

二、选择题

【A1 型题】

1. 下列为病毒特殊结构的是

　　A. 核心　　　　　　　　　　　　B. 衣壳　　　　　　　　　　　　C. 壳粒

D. 核衣壳　　　　　　　　　　E. 刺突

2. 下列有关病毒体的概念,错误的是
   A. 完整成熟的病毒颗粒　　　　B. 细胞外的病毒结构　　　　C. 具有感染性
   D. 具有核衣壳　　　　　　　　E. 在宿主细胞内复制的病毒组装成分

3. 在下列描述病毒的基本性状中,错误的是
   A. 专性细胞内寄生　　　　　　B. 只含有一种核酸　　　　　C. 形态微小,可通过滤菌器
   D. 结构简单,无典型细胞结构　E. 可在宿主细胞外复制病毒成分

4. 下列与病毒蛋白质特性无关的是
   A. 保护作用　　　　　　　　　B. 吸附作用　　　　　　　　C. 脂溶剂可破坏其敏感性
   D. 病毒包膜的主要成分　　　　E. 免疫原性

5. 关于病毒的概念,错误的是
   A. 病毒在细胞外不能产生能量　　　　　　　　　　　　　　B. 病毒在细胞外不能合成蛋白质
   C. 病毒在细胞外不能合成自身复制所需要的酶
   D. 病毒需降解宿主细胞的DNA以获得核苷酸
   E. 包膜病毒需用宿主的细胞膜作为包膜成分

6. 病毒在宿主细胞内的复制周期过程,正确的描述是
   A. 吸附、穿入、脱壳、生物合成、组装成熟与释放
   B. 吸附、脱壳、生物合成、成熟及释放
   C. 吸附、结合、穿入、生物合成、成熟及释放
   D. 特异性结合、脱壳、复制、组装及释放　　　　　　　　　E. 结合、复制、组装及释放

7. 裸露病毒体的结构是
   A. 核酸 + 包膜　　　　　　　B. 核心 + 衣壳 + 包膜　　　C. 核衣壳 + 包膜
   D. 核心 + 衣壳　　　　　　　E. 核酸 + 蛋白质

8. 下列哪项不是病毒体的特征
   A. 非细胞结构　　　　　　　　B. 只含一种类型核酸　　　　C. 对抗生素不敏感
   D. 可在任何活细胞内增殖　　　E. 对干扰素敏感

9. 关于病毒核酸的描述,错误的是
   A. 可控制病毒的遗传和变异　　B. 可决定病毒的感染性　　　C. RNA可携带遗传信息
   D. 每种病毒只有一种类型核酸　E. 决定病毒包膜所有成分的形成

10. 可直接作为mRNA翻译蛋白质的病毒核酸类型是
    A. 双股DNA　　　　　　　　B. 双股RNA　　　　　　　　C. 单负股RNA
    D. 单正股RNA　　　　　　　E. 单股DNA

11. 对病毒包膜的叙述错误的是
    A. 化学成分为蛋白质、脂类及多糖　　　　　　　　　　　　B. 表面突起称为壳粒
    C. 具有病毒种、型特异性抗原　D. 包膜溶解可使病毒灭活　　E. 可保护病毒

12. 与衣壳生物学意义无关的是

A. 保护病毒核酸 B. 介导病毒体吸附易感细胞受体
C. 构成病毒特异性抗原 D. 本身具有传染性 E. 病毒分类、鉴定的依据

13. 构成病毒核心的化学成分是
    A. 磷酸 B. 蛋白质 C. 类脂
    D. 肽聚糖 E. 核酸

14. 对病毒衣壳的描述错误的是
    A. 由多肽构成的壳粒组成 B. 表面突起称刺突 C. 可增加病毒的感染性
    D. 呈对称形式排列 E. 可抵抗核酸酶和脂溶剂的作用

15. 有包膜的病毒侵入细胞的方式是
    A. 胞饮 B. 直接穿入 C. 吞噬
    D. 膜融合 E. 裂解细胞膜

16. 病毒的功能蛋白是
    A. 衣壳蛋白 B. 早期蛋白 C. 刺突糖蛋白
    D. 包膜蛋白 E. 晚期蛋白

17. 病毒的早期蛋白是指
    A. 衣壳蛋白 B. 包膜蛋白
    C. 参与病毒复制、调节病毒基因组表达，改变或抑制宿主细胞大分子合成的蛋白质
    D. 核蛋白 E. 间质蛋白

18. 有包膜病毒释放的方式多为
    A. 裂解细胞 B. 细胞融合 C. 细胞穿孔
    D. 出芽 E. 胞吐作用

【B1型题】

（1~3题备选答案）
    A. 球形病毒 B. 砖形病毒 C. 弹状病毒
    D. 丝状病毒 E. 蝌蚪状病毒

1. 噬菌体大多是

2. 流感病毒是

3. 狂犬病病毒是

（4~6题备选答案）
    A. 衣壳 B. 壳粒 C. 酶类
    D. 病毒体 E. 刺突

4. 有感染性的病毒颗粒称为

5. 保护病毒核酸不受酶破坏的结构是

6. 决定病毒立体对称型的结构是

（7~8题备选答案）

A. 双链 DNN 病毒的复制特点是　　B. 单链 DNN 病毒的复制特点是

C. 单正链 RNA 病毒的复制特点是　D. 单负链 RNA 病毒的复制特点是

E. 双链 RNA 病毒的复制特点是

7. 病毒核酸既起 mRNA 作用，又起模板作用复制病毒核酸

8. 带有 RNA 多聚酶，以病毒核酸为模板转录 mRNA

三、填空题

1. 病毒属于＿＿＿＿型微生物，必须在＿＿＿＿内生存，对抗生素＿＿＿＿。

2. 病毒体积微小，其测量单位是＿＿＿＿，必须在＿＿＿＿下观察。

3. 病毒体的基本结构包括＿＿＿＿和＿＿＿＿。

4. 病毒衣壳的排列方式有＿＿＿＿、＿＿＿＿和＿＿＿＿。

5. 病毒包膜的化学成分主要为＿＿＿＿、＿＿＿＿和＿＿＿＿。

6. 病毒体的基本特征包括＿＿＿＿、＿＿＿＿，必须在＿＿＿＿内生存，以＿＿＿＿方式增殖，对＿＿＿＿不敏感，＿＿＿＿可抑制其增殖。

7. 病毒的复制周期包括＿＿＿＿、＿＿＿＿、＿＿＿＿、＿＿＿＿、＿＿＿＿五个阶段。

8. 病毒对温度的抵抗力表现为耐＿＿＿＿不耐＿＿＿＿。

9. 两种病毒感染同一细胞时，一种病毒抑制另一种病毒增殖称为＿＿＿＿现象。

10. 构成病毒包膜的类脂来源于＿＿＿＿基因编码。

四、问答题

1. 简述病毒的基本结构和特殊结构。

2. 病毒的遗传物质有哪些特点？病毒携带遗传信息及增殖的方式与其他微生物有何不同？

参考答案

一、名词解释

1. 病毒：是由蛋白质包裹的、只含一种类型核酸、必须进入易感宿主细胞内才能进行增殖的一类非细胞型微生物。

2. 病毒体：结构完整并具有感染性的病毒颗粒称为病毒体。

3. 壳粒：为病毒蛋白质衣壳的亚单位，每个壳粒含有一个至数个多肽。根据壳粒的多少和排列，将病毒衣壳体分为立体对称、螺旋对称及复合对称等类型。

4. 刺突：为包膜病毒体表面的糖蛋白突起，可吸附易感细胞表面受体，具有抗原性，刺激机体产生中和抗体。

5. 核衣壳：由病毒的基本结构核心和衣壳组成。裸露病毒体即由核衣壳构成。

6. 复制周期：从病毒体侵入细胞到子代病毒体生成释放，称为一个复制周期，包括吸附、穿入、脱壳、生物合成和装配释放五个阶段。

7. 缺陷病毒：由于缺乏某些基因，不能复制成具有感染性的完整病毒颗粒，此种病毒称为缺陷病毒。

8. 病毒灭活：是指在一定的理化因素作用下，破坏病毒的结构使其失去感染性。被灭活的病毒仍可保留抗原性和血凝特性。

二、选择题

【A1 型题】

1. E　2. E　3. E　4. C　5. D　6. A　7. D　8. D　9. E　10. D　11. B　12. C　13. E　14. B　15. D　16. B　17. C　18. D

【B1 型题】

1. E　2. D　3. C　4. D　5. A　6. B　7. C　8. D

三、填空题

1. 非细胞　易感活细胞　不敏感　　2. 毫微米　电镜　　3. 核酸　衣壳
4. 二十面体立体对称　螺旋对称　复合对称　　5. 脂类　多糖　蛋白质
6. 体积微小　结构简单　易感活细胞　复制　抗生素　干扰素
7. 吸附　穿入　脱壳　生物合成　组装与释放　　8. 冷　热　　9. 干扰　　10. 宿主

四、问答题

1. 简述病毒的基本结构和特殊结构。

病毒的基本结构是指所有病毒都具有的结构，包括核酸和蛋白衣壳，两者合称核衣壳。无包膜病毒（裸病毒）的核衣壳即为病毒体。病毒的特殊结构是包膜，为脂质双层膜，有的病毒包膜上有刺突。

2. 病毒的遗传物质有哪些特点？病毒携带遗传信息及增殖的方式与其他微生物有何不同？

（1）病毒遗传物质的特点：①只有一种核酸，但存在形式多样，病毒的DNA或RNA可以是双链或单链，单链又可分为正链或负链；可以分节段或不分节段，可以呈环状或线状等；③基因数目少、结构简单；②复制方式多样，如半保留复合；经过复制中间型反转录复制等；④易变异。

（2）病毒携带遗传信息的方式与其他微生物的不同之点在于其他微生物均含两种核酸，遗传信息均携带在DNA上，翻译蛋白质均由DNA—RNA。病毒只含一种类型核酸，因此除DNA可携带遗传信息外，RNA也可携带遗传信息，尤其反转录病毒，凭借其特有的反转录酶可由RNA—DNA逆向传递遗传信息。

（3）病毒增殖方式与其他微生物的不同：细菌、真菌等微生物都有细胞结构，因此增殖方式均为细胞分裂。病毒为非细胞型微生物，无细胞结构，无代谢所需的酶类、原料、能量及蛋白质合成场所，因此只能借用宿主细胞的细胞器、酶、能量、原料等，在病毒基因的指导下合成病毒的核酸和蛋白质，再装配、释放到细胞外，这种增殖方式称为复制。

第十一章　病毒的感染与免疫

习题

一、名词解释

1. 水平传播　　2. 垂直传播　　3. 包涵体　　4. 干扰素　　5. 持续性感染　　6. 潜伏感染
7. 慢发病毒感染　　8. 中和抗体

二、选择题

【A1型题】

1. 细胞融合有利于病毒的

    A. 吸附　　　　　　　　B. 脱壳　　　　　　　　C. 扩散

    D. 复制　　　　　　　　E. 释放

2. 脊髓灰质炎病毒的传播途径是

    A. 空气传播　　　　　　B. 经血传播　　　　　　C. 虫媒传播

    D. 粪口传播　　　　　　E. 垂直传播

3. 病毒感染后不出现明显的临床症状称

    A. 潜伏感染　　　　　　B. 隐性感染　　　　　　C. 慢发病毒感染

    D. 持续性感染　　　　　E. 慢性感染

4. 潜伏感染的特点是

 A. 潜伏期长达数月至数十年
 B. 症状多为亚急性
 C. 潜伏状态检测不到任何病毒指标
 D. 不侵犯中枢神经系统
 E. 病毒很快被清除

5. 产生 γ-干扰素的细胞是

 A. 淋巴细胞
 B. 成纤维细胞
 C. 中性粒细胞
 D. 肥大细胞
 E. 朗格汉斯细胞

6. 可引起慢发病毒感染的病原体是

 A. 麻疹病毒
 B. 流感病毒
 C. 沙眼衣原体
 D. 风疹病毒
 E. 甲型肝炎病毒

7. 中和抗体对病毒的作用机制主要是

 A. 抑制病毒生物合成
 B. 诱导干扰素产生
 C. 抑制病毒脱壳
 D. 阻止病毒与靶细胞相互作用
 E. 杀伤细胞内的病毒

8. 下列非特异性免疫因素中抗病毒作用最强的是

 A. 胎盘屏障
 B. 血脑屏障
 C. 补体
 D. α/β-干扰素
 E. γ-干扰素

9. 干扰素抗病毒作用主要是

 A. 抑制病毒的释放
 B. 直接灭活病毒
 C. 抑制病毒的脱壳
 D. 限制病毒体与细胞表面受体特异性结合
 E. 作用于受染细胞后，使细胞产生抗病毒蛋白

10. 关于干扰素的下列描述，错误的是

 A. 有广谱抗病毒活性
 B. 抗病毒作用有相对的种属特异性
 C. 有调节免疫功能的作用
 D. 可用于治疗病毒性疾病
 E. 可直接作用于病毒

11. 下述感染方式哪些是病毒感染所特有的

 A. 急性感染
 B. 显性感染
 C. 慢性感染
 D. 慢发病毒感染
 E. 隐性感染

12. 病毒入侵机体后最早产生的免疫物质是

 A. sIgA
 B. IFN
 C. 中和抗体
 D. IgM
 E. 补体结合抗体

13. 病毒感染细胞后，在胞核或胞浆内出现的嗜碱或嗜酸性团块称为

 A. 包涵体
 B. 蚀斑
 C. 空斑
 D. 极体
 E. 异染颗粒

14. 有关病毒感染的描述，正确的是

 A. 病毒在人群个体间的传播方式称为水平传播
 B. 母亲将病毒传给其子女的感染称为垂直传播
 C. 病毒感染细胞造成的免疫病理损伤仅限于Ⅳ型变态反应

D. 慢发病毒感染就是病毒的慢性感染　　　　　　　　　E. 隐性感染就是潜伏感染

15. 病毒的致病因素是

  A. 内毒素　　　　　　　　B. 外毒素　　　　　　　　C. 侵袭力

  D. 表面结构　　　　　　　E. 以上均不对

16. 经垂直感染导致畸胎的病毒主要有

  A. 麻疹病毒　　　　　　　B. 风疹病毒　　　　　　　C. 流感病毒

  D. 乙脑病毒　　　　　　　E. 甲肝病毒

17. 下列病毒病哪种易发生潜伏感染

  A. 乙型脑炎　　　　　　　B. 乙型肝炎　　　　　　　C. 流行性感冒

  D. 水痘　　　　　　　　　E. 脊髓灰质炎

18. 病毒感染宿主细胞后可出现

  A. 细胞溶解死亡　　　　　B. 细胞融合　　　　　　　C. 细胞转化

  D. 包涵体形成　　　　　　E. 以上均可出现

19. 下列病毒感染类型中，与肿瘤发生有关的是

  A. 急性感染　　　　　　　B. 慢发病毒感染　　　　　C. 隐性感染

  D. 整合感染　　　　　　　E. 慢性感染

20. 能诱导细胞产生干扰素的诱生剂是

  A. 青霉素　　　　　　　　B. 人工合成双股 RNA　　　C. 丙种球蛋白

  D. 庆大霉素　　　　　　　E. 头孢菌素

【B1 型题】

（1~3 题备选答案）

  A. 隐性感染　　　　　　　B. 潜伏感染　　　　　　　C. 急性感染

  D. 慢性感染　　　　　　　E. 慢发病毒感染

1. 流行性感冒病毒的常见临床感染类型是
2. 乙型肝炎病毒的常见临床感染类型是
3. 水痘 – 带状疱疹病毒的常见临床感染类型是

（4~6 题备选答案）

  A. 流感病毒　　　　　　　B. 轮状病毒　　　　　　　C. 麻疹病毒

  D. 乙型肝炎病毒　　　　　E. 狂犬病毒

4. 可引起呼吸道局部感染的是
5. 主要经消化道传播的是
6. 主要经输血或注射感染的是

（7~9 题备选答案）

  A. α – 干扰素　　　　　　B. β – 干扰素　　　　　　C. γ – 干扰素

  D. Ⅰ型干扰素　　　　　　E. Ⅱ型干扰素

7. 主要由人白细胞产生的是

8. 主要由人成纤维细胞产生的是

9. 由 T 细胞产生的是

（10~12题备选答案）

　　A. IgG 等循环抗体　　　　　B. sIgA　　　　　　　　C. IgM

　　D. IgE　　　　　　　　　　 E. 细胞免疫

10. 可阻止血浆中游离病毒在宿主体内扩散的是

11. 可阻止病毒由黏膜侵入的是

12. 病毒感染后体内最早出现的抗体是

三、填空题

1. 病毒在人群个体间的传播方式称为_____，通过胎盘或产道由母体传播给胎儿的传播方式称为_____。

2. 病毒的持续性感染包括_____、_____和_____三种。

3. 杀细胞性感染多见于_____病毒的感染，稳定状态的感染多见于_____病毒的感染。

4. 水痘 - 带状疱疹病毒可发生_____感染，而亚急性硬化性全脑炎则属于_____感染。

5. 病毒基因和细胞染色体的结合称为_____，其后果可使细胞发生_____。

6. 人干扰素分为_____、_____、_____三型，分别是由_____、_____和_____产生。

7. 能诱导干扰素产生的物质主要是_____和_____。

8. 中和抗体可与病毒表面抗原结合，阻止病毒的_____。

9. 病毒引起的显性感染包括_____和_____两种。

10. 有包膜病毒在细胞内增殖成熟后多以_____方式释放子代病毒。

四、问答题

1. 比较隐性感染和潜伏感染的不同。

2. 比较慢性感染和慢发病毒感染的不同。

3. 机体抗病毒免疫由哪些因素构成？

4. 试述干扰素的类型、抗病毒机制、特点及应用。

参考答案

一、名词解释

1. 水平传播：病毒在人群不同个体之间的传播方式。

2. 垂直传播：病毒通过胎盘或产道直接由亲代传给子代的传播方式。

3. 包涵体：有些病毒感染细胞后，在细胞核或细胞质内出现嗜酸或嗜碱性染色，大小不等的圆性或不规则的团块结构，称为包涵体。

4. 干扰素：是由病毒或干扰素诱生剂诱导细胞产生的，具有广谱抗病毒活性的蛋白质。

5. 持续性感染：是一种常见的病毒感染形式，指病毒感染机体后，可在受感染细胞内长期存在或终身带病毒，包括慢性感染、潜伏感染和慢发病毒感染。

6. 潜伏感染：经急性或隐性感染后，病毒基因存在于一定组织或细胞内，但并不能产生有感染性的病毒颗粒。在一定条件下病毒被激活后又可引起急性发作。

7. 慢发病毒感染：病毒或致病因子感染后，经过很长的潜伏期，以后出现亚急性进行性疾病，直至死亡。
8. 中和抗体：是指一类能与病毒结合并使之丧失感染力的抗体。

二、选择题

【A1 型题】

1. C   2. D   3. B   4. C   5. A   6. A   7. D   8. D   9. E   10. E   11. D   12. B   13. A   14. A   15. E   16. B   17. D   18. E   19. D   20. B

【B1 型题】

1. C   2. D   3. B   4. A   5. B   6. D   7. A   8. B   9. C   10. A   11. B   12. C

三、填空题

1. 水平传播　垂直传播　　2. 慢性感染　潜伏感染　慢发病毒感染　　3. 无包膜　有包膜
4. 潜伏　慢发病毒　5. 整合　转化　6. α　β　γ　白细胞　成纤维细胞　T 细胞
7. 病毒　干扰素诱生剂　8. 吸附　9. 急性感染　持续性感染　10. 出芽

四、问答题

1. 比较隐性感染和潜伏感染的不同。

隐性感染是指病毒感染机体后，由于病毒入侵数量少、毒力低、机体抵抗力强，病毒造成细胞的损伤轻微，不出现临床症状。一般病毒很快被清除。不在体内长期存在。隐性感染可使机体产生特异性免疫，可以防止发生再感染。如脊髓灰质炎病毒和甲型肝炎病毒的感染类型以隐性感染为主。

潜伏感染是指病毒在原发感染后没有被完全清除，而残留少量病毒长期潜伏在宿主细胞内，但不复制，亦不出现任何临床表现。潜伏感染的病毒在某些条件下被激活（如宿主抵抗力降低），可出现为间歇性的急性发作。

2. 比较慢性感染和慢发病毒感染的不同。

慢性感染是指病毒感染机体经较长的潜伏期后出现症状并维持数月或数年；或急性感染后病毒未被彻底从体内清除，可以持续存在于血液或组织中，并经常向体外排出，临床表现可时好时坏，病程可长达数月或数十年。

慢发病毒感染是指病毒或致病因子感染后，经过长时间潜伏，一旦出现症状，即呈进行性加重，直至死亡。

3. 机体抗病毒免疫由哪些因素构成？

机体抗病毒免疫的构成因素有：

（1）天然免疫：①感染前存在的天然免疫：先天不感受性、屏障结构与细胞因素（皮肤、黏膜、血脑屏障、血胎屏障、巨噬细胞和 NK 细胞）、体液因素（低亲和力抗体、凝集素、补体、备解素等）。②病毒感染所引起的天然免疫：干扰素。

（2）获得性免疫：体液免疫（中和抗体、血凝抑制抗体、非中和抗体、ADCC）、细胞免疫（杀伤性 T 细胞、辅助性 T 细胞、细胞因子）。

4. 试述干扰素的类型、抗病毒机制、特点及应用。

（1）干扰素的类型：IFN-α（主要由白细胞产生）、IFN-β（由成纤维细胞产生）、IFN-γ（由 T 细胞产生）。

（2）抗病毒机制：当干扰素作用于细胞后，促使其第 21 对染色体上的基因表达，产生抗病毒蛋白，主要有三种：2′-5′合成酶、蛋白激酶、磷酸二酯酶。

（3）抗病毒特点：有相对的种属特异性、无病毒特异性，作用于细胞而非作用于病毒，作用广谱性等。

（4）应用：可用于治疗病毒性肝炎等病毒性疾病。

第十二章　病毒感染的检查方法与防治原则

习题

一、名词解释

1. 二倍体细胞　　2. 细胞病变效应　　3. 红细胞吸附试验　　4. 血凝抑制试验　　5. 减毒活疫苗

6. 灭活疫苗

二、选择题

【A1 型题】

1. 从患者体内分离病毒，采集标本时的错误做法是

　　A. 在发病早期采集　　　　B. 选取正确部位取材　　　　C. 标本冷藏

　　D. 标本尽快送实验室　　　E. 疾病恢复期取材

2. 细胞病变效应不包括

　　A. 细胞圆缩、脱落　　　　B. 细胞融合　　　　C. 形成包涵体

　　D. 干扰现象　　　　　　　E. 细胞裂解

3. 病毒凝集红细胞（血凝试验）的机制是

　　A. 红细胞表面抗原和血凝素抗体结合

　　B. 红细胞表面受体与病毒表面血凝素结合

　　C. 红细胞表面病毒抗原与相应抗体结合

　　D. 病毒与结合在红细胞表面的抗体结合

　　E. 红细胞上的血凝素与病毒结合

4. 预防病毒病最有效的方法是使用

　　A. 抗毒素　　　　　　　　B. 抗病毒化学疗剂　　　　C. 中草药

　　D. 疫苗　　　　　　　　　E. 抗菌药物

5. 下列描述正确的是

　　A. 人工被动免疫接种的物质为抗原　　　　　　　　B. 人工被动免疫不能用于治疗

　　C. 人工主动免疫接种的物质为丙种球蛋白　　　　D. 人工主动免疫主要用于治疗

　　E. 人工被动免疫主要用于紧急预防

6. 阿昔洛韦有效控制单纯疱疹病毒的作用机制是

　　A. ACV 作用于敏感细胞表面受体

　　B. ACV 抑制病毒 DNA 多聚酶和 DNA 合成

　　C. ACV 抑制病毒 RNA 聚合酶　　D. ACV 抑制敏感细胞 DNA 复制

　　E. ACV 抑制病毒蛋白合成

7. 下列不适于培养动物病毒的方法是
   A. 鸡胚培养　　　　　　B. 人工合成培养基培养　　C. 器官培养
   D. 二倍体细胞培养　　　E. 动物培养

8. 不能作为病毒在细胞内增殖指标的一项是
   A. 致细胞病变作用　　　B. 红细胞凝集　　　　　　C. 干扰现象
   D. 细胞培养液变混浊　　E. 细胞培养液 pH 改变

9. 下列有关病毒标本的采集和运送的描述，不正确的方法是
   A. 发病早期或急性期采集标本　　B. 发病晚期采集标本
   C. 标本运送应放在带有冰块的保温桶中
   D. 标本采集后应立即送实验室检查　　　　　　　　E. 运输培养基中应含有抗生素

10. 病毒的中和试验是病毒血清学特异试验，以下描述中不正确的是
    A. 中和试验是指中和抗体与病毒结合，使病毒失去感染性的一种试验
    B. 中和试验需用活细胞或鸡胚或动物来判断结果
    C. 中和试验是一种特异性较高的试验
    D. 中和抗体在体内维持时间较短
    E. 中和试验是用已知病毒抗原检测中和抗体

12. 抗病毒药物不包括
    A. 金刚烷胺　　　　　　B. 阿昔洛韦　　　　　　　C. 叠氮脱氧胸苷
    D. 干扰素　　　　　　　E. 头孢曲松

13. 对治疗病毒感染无效的药物是
    A. 干扰素　　　　　　　B. 抗生素　　　　　　　　C. 聚肌胞
    D. 黄连、黄芩　　　　　E. 利巴韦林

【B1 型题】

（1~3 题备选答案）

　　A. 鼻咽漱液　　　　　　B. 粪便　　　　　　　　　C. 血液
　　D. 脑组织　　　　　　　E. 尿

1. 分离狂犬病毒应取
2. 分离脊髓灰质炎病毒最好取
3. 分离流感病毒应采集

（4~6 题备选答案）

　　A. 中和试验　　　　　　B. 血凝抑制试验　　　　　C. 补体结合试验
　　D. 血凝试验　　　　　　E. 聚合酶链反应（PCR）

4. 鉴定流感病毒型别或亚型的试验是
5. 测定病毒感染力的试验是
6. 可体外扩增病毒核酸的试验是

三、填空题

1. 分离病毒最好采集发病_____天内的标本，采集标本必须严格遵守_____操作。
2. 含病毒标本采集后必须_____送检，否则应置_____液中保存送检。
3. 分离培养病毒的方法有_____、_____和_____。
4. 常用于培养病毒的细胞类型有_____、_____和_____。
5. 病毒血清学试验通常取双份血清检查，_____期抗体效价比_____期增高_____倍或以上时，有诊断意义。
6. 用化学方法裂解病毒，提取病毒_____或_____上与免疫有关的亚单位成分，除去核酸后制成的疫苗，称为_____。

四、问答题

1. 简述目前最常用的培养病毒的方法。
2. 病毒检测和细菌检测有何区别？
3. 比较减毒活疫苗和灭活疫苗的异同。
4. 使用减毒活疫苗应注意哪些事项？

参考答案

一、名词解释

1. 二倍体细胞：是目前常用培养病毒的细胞类型。其特点是在体外可连续传40~50代仍保持23对染色体，因此广泛用于病毒的分离和疫苗的生产。
2. 细胞病变效应：指病毒在体外细胞培养时引起的细胞损害。根据病毒种类和细胞种类的不同，细胞病变效应可有不同表现，均可在显微镜下观察到，作为病毒在细胞内增殖的指标。
3. 红细胞吸附试验：某些带有血凝素的病毒在细胞内生长不引起明显的细胞病变效应，但病毒在出芽释放时可将其血凝素表达在宿主细胞膜上，使细胞可以吸附人和某些动物的红细胞。
4. 血凝抑制试验：是一种特异性的抗体中和反应，其基本原理是病毒的血凝素可凝集红细胞，但若先用特异性抗体与病毒作用，再加入红细胞，则不出现红细胞凝集，称为血凝抑制。该试验常用于鉴定带有血凝素的病毒的型别，或是检测此类病毒感染者体内特异性抗体。
5. 减毒活疫苗：用人工诱导病毒发生毒力变异而获得的毒力降低，抗原性不变的病毒株制备的疫苗，如脊髓灰质炎疫苗。
6. 灭活疫苗：用甲醛灭活病毒核酸但抗原性不变而制备的疫苗，如乙型脑炎疫苗和狂犬疫苗等。

二、选择题

【A1型题】
1. E 2. D 3. B 4. D 5. E 6. B 7. B 8. D 9. B 10. D 11. E 12. B

【B1型题】
1. D 2. B 3. A 4. B 5. D 6. E

三、填空题

1. 4 无菌   2. 立即 50%甘油缓冲   3. 组织培养 动物接种 鸡胚培养
4. 原代细胞 二倍体细胞株 传代细胞系   5. 恢复 急性 4   6. 衣壳 包膜 亚单位疫苗

四、问答题

1. 简述目前最常用的培养病毒的方法。

目前最常用的培养病毒的方法是细胞培养。根据细胞来源和性状的不同可分为三类：①原代细胞：新鲜组织经胰酶消化后形成单细胞，加入培养液后37℃温箱中培养，数日可贴壁长成单层细胞，即为原代细胞。②二倍体细胞：是目前最常用的细胞，该细胞可以在体外连续传40~50代仍保持23对染色体的特点，故广泛用于病毒的分离和疫苗的制备。③传代细胞：是体外可以无限传代的细胞，来源于肿瘤细胞或细胞株传代过程中发生的变异株。

2. 病毒检测和细菌检测有何区别？

病毒检测和细菌检测的区别主要在于病毒是非细胞型微生物，必须在活细胞内才能增殖，因此与细菌检测主要在分离培养和形态观察上有较大区别。①病毒的观察需电子显微镜。光学显微镜只能观察病毒在细胞内形成的包涵体；细菌则可以用光学显微镜观察。②病毒的分离培养需用动物接种、鸡胚培养和组织细胞培养，而细菌大多可用人工培养基培养。③培养物的鉴定：病毒多通过观察动物发病或细胞病变效应等方法；细菌则主要通过生化反应。

3. 比较减毒活疫苗和灭活疫苗的异同。

（1）相同点：两种疫苗都用于人工主动免疫。

（2）不同点：①免疫效果：减毒活疫苗免疫效果好，既可产生体液免疫，又可产生细胞免疫，免疫维持时间长；而灭活疫苗免疫效果较差，仅产生体液免疫而无细胞免疫，免疫维持时间短。②给药途径和次数：减毒活疫苗可模拟自然感染方式或注射，免疫一次即可；灭活疫苗只能通过注射且需多次免疫。③保存：减毒活疫苗需冷藏，不易保存；灭活疫苗不需冷藏，易保存。④缺点：减毒活疫苗偶然可能发生并发症、持续感染、毒力回复突变等，免疫缺陷者和孕妇不能应用；灭活疫苗的最大缺点是免疫力不强。

4. 使用减毒活疫苗应注意哪些事项？

（1）冷藏：减毒活疫苗对温度很敏感，使用之前应一直保持冷藏以保证疫苗活性。

（2）注意给药时间、浓度和途径：接种疫苗应选择适当时间，如不同的疫苗选择不同年龄分别进行计划免疫；两种活疫苗应避免同时接种而发生干扰。口服肠道病毒疫苗以冬季服用为好，可避免其他肠道病毒的干扰。疫苗的剂量一定要足。口服减毒活疫苗应注意不要用热水和母乳送服。

（3）注意禁忌证：被免疫者应无急性发热性疾病、腹泻、免疫缺陷或其他慢性疾病，避免发生病毒之间的干扰或疫苗增殖引起不良反应。接种疫苗时应避免用免疫球蛋白。

第十三章 呼吸道感染的病毒

习题

一、名词解释

1. 抗原漂移　　2. 抗原转换　　3. 血凝素（HA）　　4. 神经氨酸酶（NA）　　5. SARS

6. Koplik斑　　7. SSPE　　8. 先天性风疹综合征

二、选择题

【A1型题】

1. 流感病毒的核酸类型是

    A. 分节段 -ssRNA　　　　B. 不分节段 -ssRNA　　　　C. dsRNA

    D. 两个相同的 +ssRNA　　E. 分节段 dsRNA

2. 流感病毒最易变异的成分是

    A. 核蛋白　　　　　　　　B. M蛋白　　　　　　　　　C. 甲型流感病毒的 HA

    D. 乙型流感病毒的 HA　　E. RNA 多聚酶

3. 下列对流感病毒血凝素的描述，错误的是

A. 三聚体糖蛋白　　　　　　　　B. 具有抗原性，相应抗体可中和病毒

C. 是划分流感病毒亚型的依据之一

D. 其红细胞表面受体是神经节苷脂　　　　　　E. 能使人红细胞发生凝集

4. 禽流感病毒属于

　　A. 甲型流感病毒　　　　B. 乙型流感病毒　　　　C. 丙型流感病毒

　　D. 副流感病毒　　　　　E. 鼻病毒

5. 流感病毒容易引起世界大流行的原因是

　　A. 型别多　　　　　　　B. 病毒发生抗原转换　　C. 病毒发生抗原漂移

　　D. 病毒抗原性弱　　　　E. 多个亚型同时流行

6. 下列有关麻疹病毒致病特点中，描述错误的是

　　A. 大多数为隐性感染　　B. 经飞沫或接触传播　　C. 出现二次病毒血症

　　D. Koplik 斑有早期诊断意义　　E. 可侵犯中枢神经系统

7. 目前我国麻疹疫苗初次免疫的年龄是

　　A. 新生儿　　　　　　　B. 6 月龄　　　　　　　C. 8 月龄

　　D. 1 岁　　　　　　　　E. 6 岁

8. 孕妇在感染风疹病毒引起胎儿患先天性风疹综合征的发病率最高的时期是

　　A. 怀孕前 3 个月　　　　B. 孕期最初 3 个月　　　C. 孕期最后 3 个月

　　D. 孕期最后 1 个月　　　E. 分娩前后

9. 引起普通感冒的最主要病原体是

　　A. 流感病毒　　　　　　B. 副流感病毒　　　　　C. 腺病毒

　　D. 鼻病毒　　　　　　　E. 呼吸道合胞病毒

10. 下列对于腺病毒的描述，错误的是

　　A. 腺病毒核酸为双链 DNA　　B. 主要抗原是六邻体、五邻体和纤突

　　C. 血清型别多　　　　　　　　D. 可侵犯人体多种组织和器官

　　E. 感染后可获得牢固免疫力，避免再感染

11. 可引起亚急性硬化性全脑炎的病毒是

　　A. 腮腺炎病毒　　　　　B. 脊髓灰质炎病毒　　　C. 麻疹病毒

　　D. 疱疹病毒　　　　　　E. 狂犬病毒

【B1 型题】

（1~3 题备选答案）

　　A. 流感病毒　　　　　　B. 麻疹病毒　　　　　　C. 腮腺炎病毒

　　D. SARS 冠状病毒　　　 E. 鼻病毒

1. 仅是表面感染，不引起病毒血症的病毒是

2. 引起两次病毒血症的病毒是

3. 可致男性不育的病毒是

（4~6 题备选答案）

A. 流感病毒   B. 麻疹病毒   C. 腺病毒

D. 风疹病毒   E. 呼吸道合胞病毒

4. 可引起全球爆发流行的病毒是

5. 可通过胎盘传给胎儿的病毒是

6. 感染后可引起迟发性中枢神经系统后遗症的病毒是

三、填空题

1. 甲型流感病毒的基因组分_____个节段。

2. SARS-CoV 的分离培养必须在_____中进行。

3. 目前感染人类的禽流感病毒主要有_____、_____和_____三种类型。

4. SARS-CoV 通过_____蛋白与细胞表面受体结合。

5. 根据 HA 和 NA 的抗原性不同，甲型流感病毒可分为_____亚型。

6. 引起人类流感大流行的流感病毒有_____、_____和_____三种类型。

7. 人类普通感冒最常见的病原体是_____。

四、问答题

1. 试述流感病毒的结构特点及分型依据。

2. 试述流感病毒抗原性变异与流行的关系。

3. 简述 SARS-CoV 的生物学特性、致病特点及防治原则。

4. 试述目前对流感和人禽流感的主要防治措施。

参考答案

一、名词解释

1. 抗原漂移：是指流感病毒的抗原发生小幅度或连续变异。认为与 HA 和/或 NA 发生点突变及人群免疫力选择有关，引起亚型内的变异，属量变，可引起流感中、小型流行。

2. 抗原转换：是指流感病毒的抗原结构发生大幅度变异。多与人流感病毒和动物流感病毒发生基因重配有关，往往形成新亚型，属质变，易造成流感大流行。

3. 血凝素（HA）：病毒包膜上的一种糖蛋白刺突，可与红细胞、宿主细胞受体（唾液酸）结合而使病毒感染细胞；可使人或动物红细胞凝集。HA 具有免疫原性，抗 HA 抗体可中和病毒。

4. 神经氨酸酶（NA）：病毒包膜上的一种糖蛋白刺突，可水解宿主细胞表面糖蛋白末端的 N-乙酰神经氨酸，促使病毒从细胞膜上解离而释放。具有免疫原性，抗 NA 抗体可阻止病毒释放，但无中和作用。

5. SARS：即严重急性呼吸综合征，是一种急性呼吸道传染病，由 SARS 冠状病毒引起。主要症状有急起高热，头痛，乏力，关节、肌肉酸痛，干咳，少痰等；严重者肺部病变进展快，可在短时间内出现呼吸窘迫综合征。

6. Koplik 斑：机体感染麻疹病毒后，在全身出疹前 1~2 天，患者两侧颊黏膜可出现中心灰白、周围红晕的斑点，称 Koplik 斑，可作为临床早期诊断的参考指标。

7. SSPE：即亚急性硬化性全脑炎，是麻疹病毒急性感染后发生的一种极罕见的迟发并发症。表现为麻疹患者恢复多年后出现渐进性大脑衰退，1~2 年内死亡。现认为是麻疹病毒形成缺陷病毒在脑组织中持续感染所致。

8. 先天性风疹综合征：是指孕妇在妊娠 5 个月内感染风疹病毒可经胎盘垂直传播，胎儿感染风疹病毒，引起胎儿畸形。表现为新生儿先天性心脏病、白内障、耳聋三大主症。

二、选择题

【A1 型题】
1. A 2. C 3. D 4. A 5. B 6. A 7. C 8. B 9. D 10. E 11. C

【B1 型题】
1. A 2. B 3. C 4. A 5. D 6. B

三、填空题

1. 8 2. 三级生物安全实验室（BSL3） 3. H5N1 H9N2 H7N7 4. S 5. H1~H15

6. H1N1 H2N2 H3N2 7. 鼻病毒

四、问答题

1. 试述流感病毒的结构特点及分型依据。

（1）结构特点：流感病毒呈球形或丝状，由分节段的单负链RNA和基质蛋白组成，外有包膜，包膜表面有刺突。病毒结构分三层，核心称为核糖核蛋白（RNP），即核衣壳，由核蛋白（NP）和RNA多聚酶复合体（PB1、PB2和PA）与7~8个节段的单负链RNA结合而成。病毒核酸分节段，在复制过程中容易发生基因重配而导致病毒发生变异。中层为基质蛋白（M1蛋白）。外层为包膜，其上有镶嵌了三种蛋白：基质蛋白（M2蛋白）、血凝素（HA）和神经氨酸酶（NA），其中M2蛋白是膜离子通道，HA和NA是包膜的糖蛋白刺突。

（2）病毒分型依据：流感病毒主要的抗原包括NP、MP、HA和NA，是流感病毒分型的依据。其中核蛋白（NP）和M蛋白抗原性稳定，较少变异，具型特异性。根据NP和M蛋白抗原的不同将流感病毒分为甲、乙、丙三型，乙型和丙型至今未发现亚型。甲型又根据HA和NA抗原性的不同分为若干亚型（H1~H15，N1~N9），所有亚型均可从禽类中分离到。

2. 试述流感病毒抗原性变异与流行的关系。

流感病毒抗原性变异主要是指血凝素（HA）和神经氨酸酶（NA）的变异。甲型流感病毒的抗原性变异有两种形式：抗原漂移和抗原转换。抗原漂移是指亚型内HA和/或NA蛋白发生抗原变异。造成病毒抗原漂移的原因是由于其RNA多聚酶缺少DNA多聚酶所具有的纠错功能，使得基因本身突变率高，以及人群自然选择压力导致HA和/或NA基因快速变化，这种快速变化可影响抗原位点的结构或者造成抗原蛋白糖化位点的增减，从而改变病毒的抗原性，使人群的特异性免疫力失效。发生抗原性漂移的变异株出现后可先在局部地区引起小规模流感爆发流行，然后逐步向其他地区扩散。因此，抗原漂移往往是流感病毒流行的预兆。抗原转换是指流感病毒抗原性出现较大幅度的变异，导致一种新HA和/或NA亚型在人群中突然出现。这种抗原变异株常是由动物流感病毒与人流感病毒杂交而产生的重组株，但也可能是非基因重配的动物流感病毒直接传播到人。由于人群对新亚型缺乏特异性免疫，因此容易造成新型流感大流行。

3. 简述SARS-CoV的生物学特性、致病特点及防治原则。

（1）生物学特征：SARS冠状病毒是一种新的冠状病毒。形态与冠状病毒类似，核心为单正链RNA与N蛋白，外层为包膜，包膜上有E、M、S等结构蛋白，S蛋白构成包膜上的刺突，是病毒的主要抗原，与细胞受体结合，是SARS病毒感染细胞的关键蛋白。SARS冠状病毒可用Vero-E6细胞和FRHK-4细胞培养，培养必须在三级生物安全实验室进行。SARS冠状病毒抵抗力较普通冠状病毒强。

（2）致病特点：SARS冠状病毒引起严重急性呼吸综合征（SARS），传染源主要是患者，近距离飞沫传播，也可经接触患者呼吸道分泌物传播。有家庭和医院明显聚集现象。主要流行季节为冬、春季。感染SARS冠状病毒后潜伏期为2~10天，主要症状有急起高热，一般体温高于38℃，头痛，乏力，关节、肌肉酸痛，干咳，少痰等；X线可见明显病理变化，严重者肺部病变进展快，可在短时间内出现呼吸窘迫综合征。

（3）防治原则：①隔离患者。SARS是法定传染病，对SARS患者及疑似病例要进行及时严格的隔离和治疗。②切断传播途径。卫生防疫部门准确掌握和上报疫情，严防患者及疑似病例与外界接触，流行期间避免到人群聚集的地方。公共场所进行空气消毒。③保护易感人群。对人群进行预防健康教育，提高机体免疫力。④对患者主要采用支持疗法，也可用恢复期血清治疗，但须慎重使用。

4. 试述目前对流感和人禽流感的主要防治措施。

流感和人禽流感的主要防治措施：

（1）及时隔离与治疗流感患者是减少发病和传播的有效措施。

（2）流行期间应尽量避免人群聚集，公共场所可用乳酸进行空气消毒，通常每100m³空间可用2~4ml乳酸加10倍水混匀，加热熏蒸，灭活空气中的流感病毒。

（3）免疫接种是预防流感最有效的方法，但所用的疫苗必须与当前流行株的型别基本相同。目前WHO推荐使用的是三联灭活疫苗，疫苗成分包括当前正在流行的H1N1、H3N2和乙型流感病毒。人禽流感灭活疫苗正在研制中。

（4）流感尚无特效疗法，金刚烷胺及其衍生物甲基金刚烷胺是目前常用的抗流感病毒药物，可用于预防和治疗流感。Oseltamivir（达菲）也是目前临床常用的抗流感药物，其优点是对甲、乙型流感病毒均有效，较少产生耐药性。干扰素滴鼻及中药板蓝根、大青叶等对流感病毒也有一定的效果。

第十四章　消化道感染的病毒

习题

一、名词解释

1. Salk疫苗　　2. Sabin疫苗　　3. TOPV

二、选择题

【A1型题】

1. 肠道病毒的共同特征不包括

　　A. 球形，20面体立体对称，无包膜　　　　B. 对理化因素抵抗力较强

　　C. 核酸类型为单正链RNA

　　D. 不同肠道病毒可引起相同症状，同一病毒可引起不同临床表现

　　E. 病毒在肠道内增殖，只引起人类消化道传染病

2. 肠道病毒不会引起的疾病是

　　A. 脊髓灰质炎　　　　B. 心肌炎　　　　C. 流行性胸痛

　　D. 无菌性脑膜炎　　　E. 流行性乙型脑炎

3. 肠道病毒的核酸类型是

　　A. 单正链RNA　　　　B. 单负链RNA　　　C. 双链RNA

　　D. 双链DNA　　　　　E. 单链DNA

4. 脊髓灰质炎病毒主要侵犯

　　A. 脑神经节　　　　　B. 三叉神经节　　　C. 脊髓前角神经细胞

　　D. 神经肌肉接头　　　E. 运动终板

5. 通过粪—口途径传播的病原体是

　　A. 脊髓灰质炎病毒，HAV，ECHO病毒，柯萨奇病毒

　　B. EBV，ECHO病毒，柯萨奇病毒，HEV

　　C. 冠状病毒，ECHO病毒，柯萨奇病毒，麻疹病毒

　　D. 柯萨奇病毒，麻疹病毒，脊髓灰质炎病毒，HAV

　　E. 腺病毒，流感病毒，脊髓灰质炎病毒，柯萨奇病毒

6. 脊髓灰质炎病毒的最多见感染类型是

　　A. 隐性感染　　　　　　B. 急性感染　　　　　　C. 慢性感染

　　D. 潜伏感染　　　　　　E. 慢发病毒感染

7. 脊髓灰质炎病毒侵入中枢神经细胞的途径是

　　A. 沿神经播散　　　　　B. 经神经肌肉接头播散　　C. 经细胞间融合播散

　　D. 经淋巴播散　　　　　E. 经血液播散

8. 预防脊髓灰质炎的特异措施是

　　A. 搞好水和饮食卫生　　B. 口服 OPV　　　　　　C. 注射 IPV 和口服 OPV

　　D. 注射免疫球蛋白　　　E. 注射抗毒素

9. 有关脊髓灰质炎减毒活疫苗的描述不正确的是

　　A. 疫苗株有毒力回复的可能　　B. 疫苗随粪便排出，扩大了免疫覆盖面

　　C. 口服方便，儿童易接受　　　D. 疫苗可置室温下长期保存

　　E. 能诱发血清抗体，又能产生局部 sIgA

10. 引起疱疹性咽峡炎的肠道病毒主要是

　　A. 脊髓灰质炎病毒　　　B. 柯萨奇病毒 A 组　　　C. 柯萨奇病毒 B 组

　　D. 埃可病毒　　　　　　E. 轮状病毒

11. 柯萨奇病毒的主要传播途径是

　　A. 呼吸道　　　　　　　B. 消化道　　　　　　　C. 蚊虫叮咬

　　D. 血液和血制品　　　　E. 母婴传播

12. 下列描述，错误的是

　　A. 脊髓灰质炎病毒感染，90% 以上引起暂时性肢体麻痹，极少数造成迟缓性麻痹

　　B. 柯萨奇病毒 A24 可引起急性结膜炎

　　C. 柯萨奇病毒 A 组可引起疱疹性咽峡炎

　　D. 轮状病毒 A~C 组引起人类腹泻

　　E. 肠道病毒 70 型引起人类急性出血性结膜炎

13. 婴幼儿急性胃肠炎的主要病原体是

　　A. 霍乱弧菌　　　　　　B. 人类轮状病毒　　　　C. 埃可病毒

　　D. 腺病毒　　　　　　　E. 葡萄球菌

14. 轮状病毒的靶细胞是

　　A. 胃黏膜细胞　　　　　B. 十二指肠黏膜细胞　　C. 小肠黏膜细胞

　　D. 结肠黏膜细胞　　　　E. 直肠黏膜细胞

15. 非细菌性胃肠炎爆发流行的最常见病原体是

　　A. 轮状病毒　　　　　　B. 腺病毒　　　　　　　C. 埃可病毒

　　D. 星状病毒　　　　　　E. 小圆形结构化病毒

16. 关于杯状病毒的描述，错误的是

　　A. 无包膜单正链 RNA 病毒　　B. 流行季节主要为冬季　　C. 主要经粪 – 口途径传播

D. 主要侵犯 5 岁以下儿童　　　　E. 是非细菌性胃肠炎爆发流行的最重要病原体

【B1 型题】

（1~3 题备选答案）

　　A. 肠道腺病毒　　　　　　B. 脊髓灰质炎病毒　　　　　C. 轮状病毒

　　D. 埃可病毒　　　　　　　E. 星状病毒

1. 病毒基因组分 11 个节段的病毒是

2. 能引起心肌炎的是

3. 可用疫苗有效预防的是

（4~6 题备选答案）

　　A. 手足口病　　　　　　　B. 肢体迟缓性麻痹　　　　　C. 急性胃肠炎

　　D. 慢性腹泻　　　　　　　E. 急性出血性结膜炎

4. 脊髓灰质炎病毒可引起

5. 柯萨奇病毒 A 组可引起

6. 肠道病毒 70 型可引起

三、填空题

1. 脊髓灰质炎病毒的传播途径是_____。

2. 我国对脊髓灰质炎的特异性预防措施是_____。

3. 引起婴幼儿"秋季腹泻"的病原体为_____。

4. 仅在我国引起成人腹泻流行的病原体是_____。

5. 肠道病毒的核酸类型为_____。

四、问答题

1. 引起人类腹泻的病毒有哪些？试述其传播途径及防治措施。

2. 试述肠道病毒的生物学共性。

3. 试述肠道病毒的致病特点，并举例说明之。

4. 试述轮状病毒的结构及致病特点。

5. 试述脊髓灰质炎病毒的致病机制。

6. 试述脊髓灰质炎的特异预防措施。

参考答案

一、名词解释

1. Salk 疫苗：即脊髓灰质炎灭活疫苗（IPV）。Salk 疫苗是灭活疫苗，易于保存，使用安全，有免疫缺陷或免疫抑制的个体均可使用。缺点是仅出现血清中和抗体，不能诱导产生局部 sIgA，需多次免疫才能收到良好的效果。

2. Sabin 疫苗：即脊髓灰质炎减毒活疫苗（OPV）。Sabin 疫苗为口服制剂，既可诱导产生血清抗体，又可刺激肠道局部产生 sIgA，有良好的免疫效果。其缺点是热稳定性差，保存、运输、使用要求高，且有毒力回复突变的可能。

3. TOPV：即三价口服脊髓灰质炎减毒活疫苗，口服免疫后可获得抗 3 个血清型脊髓灰质炎病毒感染的免疫力。

我国和世界上绝大多数国家均使用 TOPV 混合疫苗。

二、选择题

【A1 型题】

1. E 2. E 3. A 4. C 5. A 6. A 7. E 8. C 9. D 10. B 11. B 12. A 13. B 14. C 15. E 16. D

【B1 型题】

1. C 2. D 3. B 4. B 5. A 6. E

三、填空题

1. 粪—口传播 2. 接种疫苗 3. A 组轮状病毒 4. B 组轮状病毒 5. 单股正链 RNA

四、问答题

1. 引起人类腹泻的病毒有哪些？试述其传播途径及防治措施。

引起人类腹泻的病毒有：轮状病毒，杯状病毒科的小圆形结构化病毒（SRSV）和"经典"人类杯状病毒，肠道腺病毒 40、41、42 型，星状病毒等。病毒的传染源是患者和无症状携带者，患者粪便中可排出大量病毒。主要的传播途径为粪—口传播。病毒感染的预防主要是控制传染源，切断传播途径，严密消毒可能污染的物品，注意个人卫生。病毒感染的治疗以对症和支持疗法为主，通过及时补充水和电解质，纠正酸中毒，有助于减轻症状、降低死亡率。

2. 试述肠道病毒的生物学共性。

肠道病毒生物学共性：①病毒呈球形，直径 24~30nm，核衣壳呈 20 面体，对称，无包膜。②基因组为单正链 RNA。③病毒衣壳由 60 个相同的壳粒组成，每个壳粒又由 VP1、VP2、VP3 和 VP4 四种不同的病毒多肽组成。④肠道病毒抗原性均不同，目前有 67 个血清型。⑤除柯萨奇病毒 A 组的某些型别只能在新生乳鼠中生长外，其他肠道病毒均可在易感细胞中增殖，产生典型的细胞病变。⑥对理化因素的抵抗力较强。耐酸、耐乙醚、氯仿等脂溶剂，在 pH3 的条件下稳定，不易被胃酸和胆汁灭活。对热、干燥、紫外线等敏感。在污水和粪便中可存活 4~6 个月。

3. 试述肠道病毒的致病特点，并举例说明之。

肠道病毒的致病特点：① 90% 以上肠道病毒感染表现为隐性感染或只出现轻微症状。②在肠道中增殖，但很少引起肠道疾病。③不同肠道病毒可引起相同的临床综合征，同一种病毒又可引起几种不同的临床疾病。④传播主要通过粪—口途径，亦可通过呼吸道，夏秋季是主要流行季节。⑤病毒入侵后，先后在局部组织和靶组织增殖入血，引起两次病毒血症和临床症状。例如柯萨奇病毒感染后，绝大多数表现为隐性感染或只出现轻微症状。病毒传播后，先在咽部、小肠上皮细胞及附近淋巴组织内增殖，然后侵入血流，并随血流侵入中枢神经系统和心、肺、胰、黏膜、皮肤等部位，在组织细胞内增殖导致细胞病变。在临床上可表现为多种综合征：无菌性脑膜炎、脑炎、心肌炎和心包炎等。另外，不同肠道病毒可引起相同的临床综合征，几乎所有肠道病毒都与无菌性脑膜炎、脑炎和轻瘫等临床综合征有关。

4. 试述轮状病毒的结构特点及致病特点。

（1）轮状病毒的结构特点：形态为大小不等的球形，直径 60~80nm，双层衣壳，无包膜，电镜下病毒外形呈车轮状。轮状病毒基因组为双链 RNA，含 11 个节段，编码为 6 个结构蛋白（VP1、VP2、VP3、VP4、VP6、VP7）和 5 个非结构蛋白（NSP1~NSP5）。VP1~VP3 位于核心。VP6 位于内衣壳，含组和亚组特异性抗原表位。VP4 和 VP7 位于外衣壳，两者均具有型特异性，决定病毒的血清型，并含有中和抗原表位。

（2）致病特点：轮状病毒分为 7 个组（A~G），A~C 组轮状病毒能引起人类和动物腹泻，D~G 组只引起动物腹泻。A 组轮状病毒最常见，是引起 6 个月至 2 岁婴幼儿严重胃肠炎的主要病原体，也是世界范围内婴幼儿重症腹泻最重要的病原体，是婴幼儿死亡的主要原因之一。B 组病毒可在年长儿童和成人中产生爆发流行，但至今仅在我国有过报道。传染源是患者和无症状带毒者，粪—口是主要的传播途径，亦有通过呼吸道传播。温带地区晚秋和冬季是疾病发生的主要季节。病毒侵入人体后，在胃肠道先被部分消化，产生感染性亚病毒颗粒，穿入小肠黏膜细胞内增殖，造成细胞脱落、死亡，肠功能受损，导致分泌增加，吸收减少，出现严重腹泻。

5. 试述脊髓灰质炎病毒的致病机制。

脊髓灰质炎病毒主要通过粪—口途径传播。病毒先在咽喉部、扁桃体、肠黏膜及肠道集合淋巴结中增殖，绝大多数的感染者不出现症状，或仅表现为轻微发热、咽痛及腹部不适等。少数人感染后病毒经淋巴液释放入血形成第一次病毒血症。随后，病毒随血液扩散至全身网状内皮系统进一步增殖后再度入血，形成第二次病毒血症。此时若机体抵抗力较强，则形成顿挫感染，患者只出现发热、头痛、乏力、咽痛和呕吐等非特异性症状，并迅速恢复。有1%~2%抵抗力较低的感染者可发生中枢神经系统感染，病毒突破血脑屏障到达有病毒受体的中枢神经系统细胞，如脊髓前角灰质细胞、背根神经节细胞和脑膜等处增殖，产生临床症状。轻者表现为非麻痹型脊髓灰质炎、无菌性脑膜炎或暂时性肢体麻痹，重者可出现永久性肢体弛缓性麻痹。极少数患者发展为延髓麻痹，导致呼吸和循环衰竭而死亡。

6. 试述脊髓灰质炎的特异预防措施。

脊髓灰质炎的特异性预防措施是疫苗接种。常用的疫苗有脊髓灰质炎灭活疫苗（IPV）和脊髓灰质炎减毒活疫苗（OPV）两种。目前使用的 IPV 和 OPV 都是三价混合疫苗（TIPV 或 TOPV），免疫后可获得抗 3 个血清型脊髓灰质炎感染的免疫力。IPV 是灭活疫苗，所以易于保存，使用安全，有免疫缺陷或免疫抑制的个体均可使用。缺点是仅出现血清中和抗体，不能诱导产生局部 sIgA，需多次免疫才能收到良好的效果。OPV 为口服制剂，使用方便，其免疫过程类似自然感染过程，既可诱导产生血清抗体，又可刺激肠道局部产生 sIgA，因而有良好的免疫效果。此外，接种后病毒可在肠道局部增殖，随粪便排出体外，传播给易感者，从而扩大了免疫人群。其缺点是热稳定性差，保存、运输、使用要求高，且有毒力回复突变的可能，疫苗相关麻痹型脊髓灰质炎病例在国内外也时有发生。我国和世界上绝大多数国家均使用 OPV 疫苗。

第十五章 虫媒病毒和出血热病毒

习题

一、名词解释

1. 虫媒病毒　　2. 登革出血热　　3. 汉坦病毒肾综合征出血热（HFRS）

4. 汉坦病毒肺综合征（HPS）

二、选择题

【A1 型题】

1. 在我国，乙型脑炎的主要传播媒介是

　　A. 蚊　　　　　　　　　　B. 鼠类　　　　　　　　　　C. 蚤

　　D. 虱　　　　　　　　　　E. 蜱

2. 为预防哪种病毒在人群中的传播与流行，应给流行区的幼猪接种疫苗

　　A. 乙型脑炎病毒　　　　　B. 汉坦病毒　　　　　　　　C. 登革病毒

　　D. 脊髓灰质炎病毒　　　　E. 流感病毒

3. 主要通过伊蚊传播的病毒是

　　A. 日本脑炎病毒　　　　　B. 登革病毒　　　　　　　　C. 汉坦病毒

　　D. 乙型肝炎病毒　　　　　E. 森林脑炎病毒

4. 下列哪种病毒感染以隐性感染居多

　　A. 乙型脑炎病毒　　　　　B. 麻疹病毒　　　　　　　　C. 流行性感冒病毒

D. 天花病毒　　　　　　　　　　E. 狂犬病病毒

5. 蚊是乙型脑炎病毒的长期储存宿主，原因主要是

A. 乙型脑炎病毒在蚊体可形成病毒血症　　　B. 蚊可叮咬多种家畜或禽类

C. 蚊体可携带乙脑病毒越冬以及经卵传代

D. 蚊可在动物与人体间传播乙型脑炎病毒　　E. 乙型脑炎病毒不会使蚊致病

6. 乙型脑炎早期诊断的方法应首选

A. 病毒分离　　　　B. 中和试验　　　　C. 血凝抑制试验

D. 补体结合试验　　E. 特异性 IgM 抗体测定

7. 汉坦病毒的自然宿主是

A. 蚊　　　　　　　B. 蚤　　　　　　　C. 鼠类

D. 虱　　　　　　　E. 蜱

8. 汉坦病毒引起的疾病是

A. 肾综合征出血热　B. 肝炎　　　　　　C. 脑炎

D. 腹泻　　　　　　E. 肺炎

9. 下列哪项不是汉坦病毒的特征

A. 有包膜的 DNA 病毒　　　　　B. 可直接损伤全身毛细血管和小血管

C. 感染流行状况与鼠类的分布活动有关　　　D. 可引起免疫复合物性疾病

E. 特异性 IgM 抗体有助于早期诊断

10. 汉坦病毒肺综合征的病原体是

A. 汉坦病毒　　　　B. 登革病毒　　　　C. 新疆出血热病毒

D. 埃博拉病毒　　　E. 大肠埃希菌 O157：H7

【B1 型题】

（1~3 题备选答案）

A. 乙型脑炎病毒　　B. 登革病毒　　　　C. 汉坦病毒

D. 森林脑炎病毒　　E. 西尼罗病毒

1. 以伊蚊为主要传播媒介的病毒是
2. 以蜱为主要传播媒介的病毒是
3. 以库蚊为主要传播媒介的病毒是

（4~6 题备选答案）

A. 人和灵长类动物　B. 幼猪　　　　　　C. 硬蜱

D. 鹿鼠　　　　　　E. 黑线姬鼠

4. 克里米亚-刚果出血热病毒的储存宿主是
5. 辛诺柏病毒的储存宿主是
6. 登革病毒的储存宿主是

三、填空题

1. 虫媒病毒通过_____叮咬易感的脊椎动物而传播疾病。
2. 预防乙型脑炎的主要措施有_____、_____和_____。
3. 森林脑炎的特异性预防方法是_____。
4. 汉坦病毒可引起_____和_____两类急性传染病。

四、问答题

1. 何谓抗体依赖的感染增强作用？试述其产生机制。
2. 试述汉坦病毒的致病机制。
3. 试述比较汉坦病毒肾综合征出血热和汉坦病毒肺综合征在病原学、致病性与免疫性方面的异同。

参考答案

一、名词解释

1. 虫媒病毒：是一类通过吸血的节肢动物叮咬易感的脊椎动物而传播疾病的病毒。我国主要流行的有流行性乙型脑炎病毒、登革病毒和森林脑炎病毒。
2. 登革出血热：由登革病毒感染引起的以高热、皮肤出血和休克为特征的一种综合征，可能与依赖抗体的感染增强作用有关，病死率高。
3. 汉坦病毒肾综合征出血热（HFRS）：由汉坦病毒感染引起，以肾组织的急性出血、坏死为主。典型的临床表现为高热、出血和肾功能损害，严重者可表现为多脏器出血及肾衰竭。
4. 汉坦病毒肺综合征（HPS）：由汉坦病毒感染引起，以肺组织的急性出血、坏死为主。临床特征为高热、肌痛、头痛等，并迅速出现咳嗽、气促和呼吸窘迫，病死率高。

二、选择题

【A1型题】
1. A 2. A 3. B 4. A 5. C 6. E 7. C 8. A 9. A 10. A

【B1型题】
1. B 2. D 3. A 4. C 5. D 6. A

三、填空题

1. 吸血的节肢动物 2. 防蚊灭蚊 疫苗接种 动物宿主的管理 3. 接种灭活疫苗
4. 汉坦病毒肾综合征出血热 汉坦病毒肺综合征

四、问答题

1. 何谓抗体依赖的感染增强作用？试述其产生机制。

依赖抗体的感染增强作用（ADE）是指某些病毒感染后产生的非中和抗体在病毒的再次感染中起到增强病毒感染的作用。其可能的机制：病毒感染后产生的抗体在体内有两种不同的作用。①血清型特异中和抗体能预防病毒感染；②血清交叉性非中和抗体具有增强病毒感染的作用。非中和抗体IgG的Fab段与病毒颗粒结合，形成免疫复合物，Fc段与单核细胞表面的Fc受体结合。免疫复合物对单核细胞的亲嗜性比单独的病毒大得多。病毒一旦进入单核细胞后即可在其中大量繁殖，并将病毒带到全身的网状内皮系统及其他易感细胞，导致病毒在机体内大量增殖而加重病情。

2. 试述汉坦病毒的致病机制。

汉坦病毒有独特的组织嗜性和致病性，表现为对毛细血管内皮细胞及免疫系统细胞有较强嗜性和侵袭力。病毒侵入人体后，可在血管内皮细胞等处增殖，一方面可直接导致受染细胞和脏器的结构与功能损害，另一方面可激发免疫应答，进而导致免疫病理损伤（涉及Ⅰ~Ⅳ型超敏反应），促使毛细血管扩张和通透性增高，导致皮肤和黏膜出血与水肿、低血压、休克和肾脏功能障碍。患者一般于感染后2周发病，引起以高热和肾组织的急性出血、坏死为主的肾综合征出血热，或以肺组织的急性出血、坏死为主的汉坦病毒肺综合征。

3. 试述比较汉坦病毒肾综合征出血热和汉坦病毒肺综合征在病原学、致病性与免疫性方面的异同。

汉坦病毒肾综合征出血热（HFRS）和汉坦病毒肺综合征（HPS）是由汉坦病毒感染引起的急性传染病。与鼠类的分布及活动有关，流行有明显的季节性和地方性。病后可获得对同型病毒的持久免疫力。但二者有很多不同之处。①病原学方面：汉坦病毒有10余种型别，其中汉滩病毒、汉城病毒、普马拉病毒、多布拉伐病毒等型别是HFRS的病原。辛诺柏病毒、莫尔拉峡谷病毒等型别则为HPS的病原。②致病性方面：HFRS的传染源主要有黑线姬鼠、褐家鼠和林区的大林姬鼠，病毒在鼠体内增殖，随唾液、尿、呼吸道分泌物及粪便排出体外而污染环境，人和动物经呼吸道、消化道或直接接触等方式被感染。此病隐性感染率低。典型的临床表现为高热、出血和肾功能损害。我国是HFRS流行最严重的国家。HPS主要流行于北美地区，鹿鼠是主要的储存宿主和传染源，主要通过带毒鼠类的排泄物如尿、粪和呼吸道分泌物等，以气溶胶的方式传播，并有发生人—人传播的可能。临床特征为高热、肌痛、头痛等，并迅速出现咳嗽、气促和呼吸窘迫而出现呼吸衰竭，病死率高达60%以上。

第十六章　反转录病毒

习题

一、名词解释

1. AIDS　　2. 机会性肿瘤　　3. 反转录病毒　　4. HAART

二、选择题

【A1型题】

1. HIV能吸附T细胞表面CD4分子的蛋白是

　　A. gp120　　　　　　　　　B. gp41　　　　　　　　　C. P5

　　D. P34　　　　　　　　　　E. P24/25

2. 人类免疫缺陷病毒哪种蛋白能介导病毒包膜与宿主细胞膜发生融合

　　A. gp120　　　　　　　　　B. gp41　　　　　　　　　C. P5

　　D. P34　　　　　　　　　　E. P24/25

3. AIDS患者最常见的机会性感染之一是间质性肺炎，其病原体主要是

　　A. 鼠弓形体　　　　　　　B. 隐孢子菌　　　　　　　C. 鸟－胞内结核分枝杆菌

　　D. 卡氏肺孢菌　　　　　　E. 巨细胞病毒

4. 确诊AIDS的最常用方法是

　　A. 分离培养病毒　　　　　B. ELISA法　　　　　　　C. 放射免疫法

　　D. RT-PCR　　　　　　　　E. Western印迹

5. 某患者疑为HIV感染，ELISA法检测HIV抗体阳性，还需做哪一项试验方可确诊

　　A. 一种Gag蛋白（如P16/17）抗体阳性

　　B. 两种Gag蛋白（如P16/17和P24/25）抗体阳性

　　C. 一种包膜蛋白（如gp120）抗体阳性

　　D. 一种包膜蛋白（如gp41）抗体阳性和一种pol蛋白（如P32）抗体阳性

　　E. 两种pol蛋白（如P32和P51）抗体阳性

6. HIV 感染者的哪项标本不能分离到 HIV

  A. 血液   B. 阴道分泌物   C. 精液

  D. 乳汁   E. 中枢神经组织

7. 近年治疗 AIDS 常用齐多夫定（ZDV）与 indinavir 联用，后者的作用机制是

  A. 抑制 HIV 蛋白水解酶   B. 抑制 HIV 反转录酶

  C. 阻断 DNA 聚合酶的焦磷酸结合位点

  D. 作为离子通道阻断剂，阻止 HIV 侵入易感细胞

  E. 作为核苷类似物阻断病毒复制

8. 慢性 $CD4^+$ T 细胞淋巴瘤的病原体是

  A. HTLV-1   B. HTLV-2   C. HIV

  D. HSV   E. HDV

9. 人类嗜 T 细胞病毒 1 型在感染流行地区最重要的传播途径是

  A. 输血或共用注射器   B. 性接触   C. 母—婴传播

  D. 消化道   E. 蚊虫叮咬

【B1 型题】

（1~3 题备选答案）

  A. B 细胞   B. $CD4^+$ T 细胞   C. 单核 – 巨噬细胞

  D. 红细胞系前体细胞   E. 皮肤黏膜上皮细胞

1. HTLV-1 的靶细胞是

2. EB 病毒的靶细胞是

3. 人乳头瘤病毒的靶细胞是

（4~6 题备选答案）

  A. 包膜糖蛋白   B. 依赖 RNA 的 DNA 多聚酶   C. 依赖 RNA 的 RNA 多聚酶

  D. 衣壳蛋白   E. 调节蛋白

4. 反转录病毒的 env 编码

5. HIV 的 pol 基因编码

6. HTLV 的 tat 基因编码

三、填空题

1. 反转录病毒基因组为_____。

2. HIV 感染的靶细胞是_____，主要在_____中潜伏。

3. 在世界范围内引起 AIDS 流行的 HIV 亚型为_____。

4. HIV 的辅助受体是_____和_____。

5. HIV gp120 糖蛋白的受体是_____分子。

四、问答题

1. 试述反转录病毒的共同特征。

2. 试述HIV结构基因的组成与功能。

3. 根据HIV的复制特点，讨论抗HIV感染的可能策略。

4. 简述HIV的传播方式及预防策略。

5. 试述HIV致病的可能机制。

参考答案

一、名词解释

1. AIDS：即获得性免疫缺陷综合征，由HIV感染后引起，该病以传播迅速、免疫系统进行性损伤直至崩溃、高度致死性为主要特征。
2. 机会性肿瘤：因机体免疫功能缺陷所引起的肿瘤。如HIV感染后引起机体免疫功能严重缺陷，容易合并一些肿瘤（Kaposi肉瘤及恶性淋巴瘤等）的发生。
3. 反转录病毒：是一组含有反转录酶的RNA病毒，对人类致病的主要有人类免疫缺陷病毒和人类嗜T细胞病毒。
4. HAART：即高效抗反转录病毒疗法，通常用核苷类和/或非核苷类反转录酶抑制剂与蛋白酶抑制剂组合成二联或三联疗法，是目前公认的最有效的抗HIV疗法。

二、选择题

【A1型题】

1. A 2. B 3. D 4. E 5. D 6. D 7. A 8. B 9. C

【B1型题】

1. B 2. A 3. E 4. A 5. B 6. E

三、填空题

1. 两条单正链RNA组成的双聚体　　2. $CD4^+$T细胞　单核-巨噬细胞　　3. HIV-1
4. CCR5　CXCR4　　5. CD4

四、问答题

1. 试述反转录病毒的共同特征。

反转录病毒的共同特征：①有包膜，球形，直径80~120nm。②病毒核酸为两条相同的单正链RNA形成的二聚体。③病毒核心中含有反转录酶和整合酶。④具有gap、pol和env 3个结构基因。⑤基因组复制有一个独特的反转录过程，病毒基因组先反转录成双链DNA，然后整合到宿主细胞的染色体DNA中。

2. 试述HIV结构基因的组成与功能。

HIV结构基因的组成与功能：①gag基因：编码一个分子量约55kD的前体蛋白（P55），经HIV编码的蛋白酶裂解成病毒的内膜蛋白（P17）、衣壳蛋白（P24）和核衣壳蛋白（P7）等成熟的结构蛋白。其中衣壳蛋白P24的特异性高，与其他的反转录病毒多无抗原性关系，但HIV-1与HIV-2则有轻度交叉反应。② env基因：编码gp120和gp41两种包膜糖蛋白。gp120暴露于病毒包膜之外，为包膜表面刺突糖蛋白，含有与宿主细胞表面的CD4分子和辅助受体结合位点，决定HIV对组织细胞的亲嗜性，并含有中和抗原表位和T细胞表位。gp41为跨膜糖蛋白，具有膜融合活性。③ pol基因：编码反转录酶（P66/P51）、蛋白酶和整合酶。反转录酶在HIV复制过程中具有三种酶活性：反转录酶（依赖RNA的DNA聚合酶）活性、RNA酶H（核酸内切酶）活性及DNA聚合酶活性。

3. 根据HIV的复制特点，讨论抗HIV感染的可能策略。

HIV的复制有2个特点：① HIV攻击的主要靶细胞是$CD4^+$T细胞和单核-巨噬细胞亚群。HIV gp120与细胞表面的主要受体CD4分子及辅助受体（CXCR4和CCR5）结合后，引起gp41分子构型的改变，促进病毒包膜与细胞膜的融合；②有反转录和前病毒阶段。HIV进入细胞内即释放RNA，并在反转录酶的作用下反转录成DNA，形成前病毒DNA，并与宿主细胞的染色体DNA整合。在一定条件下，前病毒DNA被激活，转录出病毒子代RNA和mRNA，mRNA翻译出病毒的结构蛋白和非结构蛋白（需经蛋白水解酶切割）。子代RNA与结构蛋白在细胞膜上重新装配新的病毒颗粒，以出芽方式释放。针对HIV的复制过程，抗HIV感染的策略主要有：高效抗反转录病毒疗法。通过抑制反转录酶和蛋白水解酶，阻止前病毒 cDNA 的形成，干扰病毒颗粒成熟与装配。通常用核苷类和/或非核苷类反转录酶抑制剂与蛋白酶抑制剂组合成二联或三联疗法。膜融合抑制剂，如 Enfuvirtide（Fuzeon）能与 gp41 结合，抑制病毒包膜与细胞膜融合。此外，可在吸附与穿入阶段，抑制 HIV 与靶细胞受体结合，如能封闭 CD4、CCR5 和 CXCR4 的化合物或特异单克隆抗体可用于 AIDS 治疗。亦可发展整合酶抑制剂。

4. 简述 HIV 的传播方式及预防策略。

HIV 的传染源为无症状病毒携带者和 AIDS 患者，主要通过性接触、血液和垂直传播。目前尚无安全、有效的艾滋病疫苗用于控制 HIV 感染。因此，主要预防策略是：①开展广泛宣传教育，普及预防知识，认识 AIDS 的传染方式及其严重危害性；②提倡安全性生活，抵制和打击吸毒行为；③对供血者和器官捐献者进行 HIV 抗体检查，一切血制品均应通过严格检疫，保证血液和血制品的安全；④HIV 抗体阳性的妇女避免怀孕或避免母乳喂养婴儿。⑤建立 HIV 监测系统，掌握 AIDS 流行动态；⑥积极研制 HIV 疫苗。

5. 试述 HIV 致病的可能机制。

HIV 感染和致病的主要特点是选择性地侵犯表达 CD4 分子的辅助性 T 细胞，引起以 $CD4^+$ T 细胞缺损和功能障碍为特征的严重免疫缺陷。HIV 感染引起 $CD4^+$ T 细胞损伤的机制比较复杂，以下几种机制可能参与作用：①HIV 感染引起细胞融合，形成多核巨细胞，导致细胞死亡；大量未整合的病毒 DNA，干扰细胞正常的生物合成。②特异性 CTL 的直接杀伤作用或 ADCC 作用破坏靶细胞。③病毒的某些抗原成分诱导自身免疫。④病毒感染诱导 $CD4^+$T 细胞凋亡。HIV 也可以感染表达 CD4 分子的单核-巨噬细胞，病毒可在这些细胞内潜伏和增殖，并随之播散至全身，导致间质性肺炎和中枢神经系统症状等。

第十七章　肝炎病毒

习题

一、名词解释

1. Dane 颗粒　　2. 小球形颗粒　　3. HBsAg　　4. HBeAg　　5. HBcAg　　6. 乙肝"两对半"

7. 乙肝"大三阳"　　8. 乙肝"小三阳"

二、选择题

【A1 型题】

1. 下列肝炎病毒中，属于 DNA 病毒的是

　　A. HAV　　　　　　　　B. HBV　　　　　　　　C. HCV

　　D. HDV　　　　　　　　E. HEV

2. 关于 HAV 的致病性与免疫性，下述错误的是

　　A. 粪—口途径传播　　　　B. 很少转化为慢性

　　C. 病后粪便或血中可长期携带病毒　　　　　　　D. 可引起散发或爆发流行

　　E. 病后产生抗-HAV，对病毒再感染有保护作用

3. 下列可以抗 HBV 感染的是

　　A. HBsAg　　　　　　　B. 抗-HBs　　　　　　　C. 抗-HBc

　　D. DNA 多聚酶　　　　　E. HBcAg

4. 易引起输血后肝炎的病毒是

A. HAV B. HCV C. HDV
D. HEV E. HGV

5. HBV 最主要的传播途径是
   A. 性传播 B. 垂直传播 C. 医学节肢动物叮咬传播
   D. 输血和注射传播 E. 接触传播

6. 属于缺陷病毒的是
   A. HAV B. HBV C. HCV
   D. HDV E. HEV

7. 患者血清中，不易检测的 HBV 抗原成分是
   A. HBsAg B. HBeAg C. HBcAg
   D. PreS1 E. PreS2

8. 用于紧急预防乙型肝炎的生物制品为
   A. 乙型肝炎疫苗 B. 胎盘球蛋白 C. 丙种球蛋白
   D. 高效价 HBVIg E. 人血清蛋白

9. HAV 早期感染的重要指标为
   A. 抗-HAV IgG B. 抗-HAV IgM C. 抗-HAV IgA
   D. 抗-HAV IgD E. 抗-HAV IgE

10. 以下不是预防甲型肝炎的主要环节的是
    A. 加强卫生宣传教育 B. 加强饮食卫生管理 C. 管好粪便
    D. 保护水源 E. 婚前、孕前检查

11. 目前预防甲型肝炎的疫苗为
    A. 死疫苗 B. 减毒活疫苗 C. 亚单位疫苗
    D. 基因工程疫苗 E. 新疫苗

12. 1988 年，我国上海甲型肝炎爆发流行主要是由于
    A. 水源被 HAV 污染 B. 气候关系 C. 使用中央空调
    D. 食入被污染的毛蚶 E. 食用野生动物

13. HBV 在世界范围内传播，估计目前全世界乙型肝炎患者及无症状 HBV 携带者达
    A. 2 亿之多 B. 5 亿之多 C. 2000 万之多
    D. 3.5 亿之多 E. 10 亿之多

14. HBsAg 由下列哪种基因编码编译
    A. S 基因 B. C 基因 C. P 基因
    D. X 基因 E. 以上均不对

15. 下列对 HBeAg 的描述，错误的是
    A. 阳性提示病毒复制及强传染性 B. 持续阳性预示疾病慢性化
    C. 其抗体阳性即表示疾病好转 D. 为可溶性蛋白
    E. 与 Dane 颗粒及 DNA-P 消长一致

16. 由 C 基因编码的抗原是
    A. HBsAg   B. HBeAg   C. HBcAg
    D. PreS1   E. PreS2

17. 在患者血清中不易检出的 HBV 抗原抗体成分是
    A. HBsAg   B. 抗 –HBs   C. HBeAg
    D. 抗 –HBe   E. HBcAg

18. 关于 HBV 的致病机制，下述不正确的是
    A. 细胞介导的免疫病理损伤   B. 免疫复合物引起的病理损伤
    C. 自身免疫反应引起的病理损伤
    D. HBV DNA 整合入肝细胞的 DNA 中，导致部分患者细胞转化而发生肝癌
    E. 不引起肝外病变

19. 血清 HBV 抗原抗体检测结果为：HBsAg（+）、抗 –HBs（–）、HBeAg（+）、抗 –HBe（–）、抗 –HBc IgM（+）。该患者为
    A. 无症状 HBV 携带者   B. 既往感染者   C. 处于急性感染恢复期
    D. 急性感染者   E. 慢性感染者

20. 核酸类型为单股负链 RNA 的病毒是
    A. HAV   B. HBV   C. HCV
    D. HDV   E. HEV

21. 目前唯一用细胞培养获得减毒株的肝炎病毒是
    A. HAV   B. HBV   C. HCV
    D. HDV   E. HEV

22. 能灭活 HAV 的理化因素是
    A. 乙醚   B. 氯仿   C. pH 2，1 小时
    D. 加热 60℃，1 小时   E. 加热 100℃，5 分钟

23. Dane 颗粒是
    A. 甲型肝炎病毒体   B. 乙型肝炎病毒体   C. 流感病毒体
    D. EB 病毒体   E. 脊髓灰质炎病毒体

24. 下列物质中，具有感染性的是
    A. 管形颗粒   B. 小球形颗粒   C. Dane 颗粒
    D. HBeAg   E. HBcAg

25. 下列对 HBV 核心抗原的描述错误的是
    A. 构成 HBV 内衣壳   B. 可存在于感染肝细胞 C. 是 CTL 识别的主要靶抗原
    D. 可导致感染肝细胞损伤   E. 其相应抗体具有保护作用

26. 乙型肝炎的传播途径不包括
    A. 性接触   B. 共用牙具或剃须刀   C. 输血或共用注射器
    D. 呼吸道   E. 分娩及母婴接触

27. 下面不可灭活 HBV 的是

　　A. 煮沸 15~30 分钟　　　　　　　　B. 高压蒸汽 121℃ 20 分钟

　　C. 0.5% 过氧乙酸浸泡 30~60 分钟　　　　　　　　D. 70% 乙醇浸泡 30~60 分钟

　　E. 5% 次氯酸钠浸泡 60~120 分钟

28. 不可采用 HBV Ig 被动免疫的人群为

　　A. HBsAg 阳性母亲所生的新生儿　　　　　　　　B. 输入了 HBsAg 阳性血液者

　　C. 皮肤伤口接触 HBsAg 阳性血清者　　　　　　　　D. 无症状 HBsAg 携带者

　　E. 接受 HBsAg 阳性器官移植者

29. 目前控制 HCV 传播的主要措施是

　　A. 接种疫苗　　　　　　B. 注射高效价免疫血清　　　　　　C. 对献血者进行抗 -HCV 筛查

　　D. 注射丙种球蛋白　　　　E. 注射干扰素

30. HCV 与 HBV 的不同点是

　　A. 主要经血液传播　　　　　　B. 可转为慢性化、肝硬化和肝癌

　　C. 不能细胞培养　　　　　　D. HCV 易变异，不能有效诱导中和抗体

　　E. 抗原携带者为重要传染源

【B1 型题】

（1~3 题备选答案）

　　A. HAV　　　　　　B. HBV　　　　　　C. HCV

　　D. HDV　　　　　　E. HEV

1. 属于缺陷病毒的是

2. 具有 Pre S 抗原的病毒是

3. 具有三种不同形态的病毒是

（4~8 题备选答案）

　　A. HBsAg　　　　　　B. HBeAg　　　　　　C. HBcAg

　　D. 抗 -HBs　　　　　　E. 抗 -HBe

4. 血清中不易测出的是

5. 对机体具有较强保护作用的是

6. 乙型肝炎疫苗的主要成分是

7. 提示病毒正在复制的是

8. 由 HBV C 基因编码产生的是

（9~13 题备选答案）

　　A. 27nm，二十面体立体对称，无包膜颗粒

　　B. 33nm，无包膜，表面有锯齿状刻缺

　　C. 36nm，球形颗粒，单股负链 RNA

　　D. 40~60nm，有包膜，属黄病毒科

E. 42nm，双层衣壳，球形

9. HBV 病毒体

10. HEV 病毒体

11. HAV 病毒体

12. HDV 病毒体

13. HCV 病毒体

三、填空题

1. 目前发现，引起人类肝炎的病毒主要有_____、_____、_____、_____、_____，近年还发现了_____和_____等。

2. HAV 属_____病毒科，是_____的病原体，形态为_____形，基因组为单股正链_____。迄今，在全世界各地分离出的 HAV 有_____个血清型。

3. 主要经血液传播的肝炎病毒有_____、_____、_____和_____等。

4. 主要经粪—口传播的肝炎病毒有_____和_____。

5. HBV 的三种颗粒形态为_____、_____和_____，HBV DNA 的结构比较特殊，为_____DNA，其中一段为_____链。

6. 目前预防乙型肝炎所用的基因工程疫苗主要成分是_____，接种后诱导机体产生的抗体为_____。

7. HBV 负链 DNA 上的 4 个开放读码区分别为_____、_____、_____和_____。

8. 乙型肝炎的危害性较大，约_____% 的乙型肝炎转变为慢性肝炎，部分慢性活动性肝炎可转化为_____及_____。

9. HBV 抗原抗体检测 "大三阳" 的 3 个阳性指标是_____、_____和_____；"小三阳" 的 3 个阳性指标是_____、_____和_____。

10. HBsAg 阳性可见于_____肝炎、_____肝炎或_____。急性乙型肝炎恢复后，一般在 1~4 个月内 HBsAg 消失，若持续_____个月以上则认为向慢性肝炎转化。

11. HCV 引起_____肝炎，是引起输血后_____及_____的主要原因之一。

12. HDV 为单负链环状_____病毒，呈_____形。该病毒是一种缺陷病毒，必须在_____或_____病毒辅助下才能复制。

13. 以引起急性肝炎为主，一般不转为慢性肝炎或病毒携带者的肝炎病毒是_____和_____，感染后最易转为慢性的肝炎病毒是_____和_____。

14. HDV 感染只发生在有_____感染的患者体内，其感染类型分为_____和_____。

四、问答题

1. 目前已发现的肝炎病毒有哪些？从传播途径上可将其分为几类？

2. 肝炎病毒中，可引起输血后肝炎的有哪些？怎样预防输血后肝炎？

3. 对哪些肝炎病毒可以通过接种疫苗进行预防？其所用疫苗属何种类型？

4. 简述 HBV 抗原抗体系统检测的主要临床意义。

5. HBV 感染导致肝细胞损伤的机制有哪些？

6. 试述HCV的抗原结构及其意义。

参考答案

一、名词解释

1. Dane 颗粒：即大球形颗粒，为完整的乙型肝炎病毒颗粒，有感染性。直径42nm，具有双层衣壳。由Dane于1970年首先发现。

2. 小球形颗粒：是一种中空颗粒，直径22nm，主要成分为HBsAg，不含DNA和DNA多聚酶，无感染性。

3. HBsAg：是由S基因编码、分子量为25kD的糖脂蛋白。存在于小球形颗粒（最多见的形式）、管形颗粒及Dane颗粒的外衣壳上。是HBV感染的主要指标，也是制备疫苗的主要成分。

4. HBeAg：是由前c基因编码的Pre-C蛋白经剪切加工而成的可溶性蛋白，游离存在于血清中。是HBV复制及具有传染性的指标。

5. HBcAg：由c基因编码，分子量22kD，为HBV的内衣壳成分。由于HBV表面包有外衣壳，故在外周血中很难检出HBcAg。其抗体（抗-HBc），为非保护性抗体，是HBV正在肝内复制，具有传染性的指标。

6. 乙肝"两对半"：是利用血清学方法检测乙型肝炎病毒的抗原、抗体，主要包括HBsAg、抗-HBs、HBeAg、抗-HBe及抗-HBc，俗称两对半。可协助诊断及判断病程、疗效、预后及用于流行病学调查。

7. 乙肝"大三阳"：是指HBsAg、HBeAg及抗-HBc阳性，可见于慢性肝炎或无症状携带者，传染性强。

8. 乙肝"小三阳"：是指HBsAg、抗-HBe及抗-HBc阳性，常预示急性感染趋向于恢复。

二、选择题

【A1型题】

1. B 2. C 3. B 4. B 5. D 6. D 7. C 8. D 9. B 10. E 11. B 12. D 13. D 14. A 15. C 16. C 17. E 18. E 19. D 20. D 21. A 22. E 23. B 24. C 25. E 26. D 27. D 28. D 29. C 30. D

【B1型题】

1. D 2. B 3. B 4. C 5. D 6. A 7. B 8. C 9. E 10. B 11. A 12. C 13. D

三、填空题

1. HAV HBV HCV HDV HEV HGV TTV   2. 小RNA 甲型肝炎 球 RNA 1
3. HBV HCV HDV HGV   4. HAV HEV   5. 大球形 小球形 管形 不完全双链环状 单
6. HBsAg 抗-HBs   7. S区 C区 P区 X区   8. 10 肝硬化 肝癌
9. HBsAg HBeAg 抗-HBc HBsAg 抗-HBe 抗-HBc   10. 急性 慢性 无症状携带者 6
11. 丙型 慢性肝炎 肝硬化   12. RNA 球 HBV 其他嗜肝DNA
13. HAV HEV HBV HCV   14. HBV 联合感染 重叠感染

四、问答题

1. 目前已发现的肝炎病毒有哪些？从传播途径上可将其分为几类？

肝炎病毒是引起病毒性肝炎的病原体，目前公认的有五种类型，包括甲型、乙型、丙型、丁型和戊型。近年来又发现一些与人类肝炎相关的病毒，如己型肝炎病毒、庚型肝炎病毒、TTV等，这些病毒是否为新型人类肝炎病毒尚需进一步证实。肝炎病毒从传播途径上可分为两大类，胃肠道传播和非胃肠道传播。前者主要通过粪—口途径传播，传染性极强。包括HAV和HEV。后者主要通过血液传播（包括输血、输液、注射、手术、针刺、牙科、妇科、纤维内窥镜等操作及微小伤口感染）和母婴传播。包括HBV、HCV和HDV。

2. 肝炎病毒中，可引起输血后肝炎的有哪些？怎样预防输血后肝炎？

肝炎病毒中，可引起输血后肝炎的有HBV、HCV和HDV。预防输血后肝炎可通过一般措施和特异性预防。一般措施包括：①加强血液及血液制品的管理、输血员筛选，禁止静脉吸毒及防止意外受伤，预防血液途径传播。②加强婚前检查及性教育，防止性传播。③防止医院内传播：住院患者普查HBsAg，及时发现和管理传染源；各种医疗器械的严格灭菌以防止医源性感染；在牙科、内镜、妇产科接生等医疗操作及手术时避免意外受伤以防止医务人员感染。对偶发意外伤口及时清洗，挤出血液或组织液，及时消毒等处理。特异性预防包括人工自动免疫和被动免疫。乙肝疫苗注射是预防乙肝的最有效方法。注射高效价肝炎Ig，可用于与乙肝患者密切接触者的紧急预防或 HBV 阳性的母亲所生的新生儿，阻断母婴传播。目前 HCV 和 HDV 尚无有效的特异性预防措施。

3. 对哪些肝炎病毒可以通过接种疫苗进行预防？其所用疫苗属何种类型？

肝炎病毒可以通过接种疫苗进行预防的有 HAV 和 HBV。我国使用的甲肝活疫苗为 H2 株减毒活疫苗，用于 1 岁以上儿童或与甲型肝炎密切接触的易感者，国外已有甲醛灭活疫苗，二者预防效果均好。目前应用的 HBV 疫苗有血源性疫苗和基因工程疫苗。前者是从无症状携带者血清中提纯的 HBsAg，后者是将编码的基因转入酵母菌或其他细胞中高效表达，将纯化的 HBsAg 制备成疫苗。第三代疫苗（HBsAg 多肽疫苗或 HBV 核酸疫苗）正在研制中。

4. 简述 HBV 抗原抗体系统检测的主要临床意义。

HBV 抗原抗体系统检测的主要临床意义：

HBsAg	HBeAg	抗-HBs	抗-HBe	抗-HBc		临床意义
				IgM	IgG	
+	+	−	−	+	−	急性肝炎早期或慢性肝炎（有传染性）
+	+	−	−	−	+	慢性肝炎或无症状携带者（"大三阳"传染性强）
+	−	−	+	−	+	急性感染趋向恢复（"小三阳"）
+	+	−	−	−	−	急性或慢性肝炎或无症状携带者（有传染性）
−	−	+	+	−	+/−	肝炎恢复期（传染性低）
+	−	−	−	−	−	HBsAg 携带者
−	−	−	−	−	+	感染过 HBV
−	−	+	−	−	−	接种过乙肝疫苗或感染过乙肝已恢复
……						

5. HBV 感染导致肝细胞损伤的机制有哪些？

HBV 的致病机制尚未完全清楚，一般认为病毒对肝细胞的直接损害并不明显，其抗原成分诱发机体的免疫病理损害导致了肝细胞的破坏。其机制主要包括以下三个方面：①抗体介导的免疫病理损害，肝细胞感染 HBV 后，膜上可出现 HBV 特异性抗原和暴露出肝特异性脂蛋白抗原（LSP），诱导机体产生抗体。这些抗体和肝细胞上相应的抗原结合，继而可通过激活补体、激活巨噬细胞、NK 细胞等诱发 ADCC 作用，破坏肝细胞。②细胞介导的免疫病理损害，通过 CTL 的直接杀伤作用和迟发型超敏反应，导致肝细胞的破坏。③免疫复合物引起的病理损害，在部分乙型肝炎患者体内可检出 HBsAg−抗−HBs 复合物，此复合物可沉积于肾小球基底膜、关节滑液囊等处，激活补体，诱发Ⅲ型变态反应，导致肾小球肾炎、关节炎、皮疹及血管炎等肝外组织器官的损害。另外，大量免疫复合物沉积于肝内，可使肝内小血管栓塞，大量肝细胞坏死而致重症肝炎。

6. 试述 HCV 的抗原结构及其意义。

HCV 的抗原主要由 E1 区和 E2/NS1 区编码的两种高度糖基化的包膜蛋白 E1 和 E2 组成。这两个区的基因具有高度变异性，导致包膜蛋白的抗原性快速变异，而原有抗体不能识别，这种变异引起的免疫逃逸作用，是病毒在体内持续存在，感染易于慢性化的主要原因，也是 HCV 疫苗研制的一大障碍。

第十八章 疱疹病毒

习题

一、名词解释

1. 潜伏感染　　2. LMP　　3. EBV EA　　4. EBV VCA　　5. CID

二、选择题

【A1 型题】

1. 单纯疱疹病毒 1 型主要潜伏的部位是
   A. 口唇黏膜　　　　　　B. 局部淋巴结　　　　　　C. 皮肤
   D. 三叉神经节　　　　　E. 骶神经节

2. 哪种病毒感染时，中和抗体不能起到主要保护作用
   A. 脊髓灰质炎病毒　　　B. 单纯疱疹病毒　　　　　C. 麻疹病毒
   D. 乙型脑炎病毒　　　　E. 流感病毒

3. 下列有关 EB 病毒与鼻咽癌相关的描述，错误的是
   A. 鼻咽癌患者的血清中有抗 EB 病毒抗体
   B. 在鼻咽癌活检组织中发现 EB 病毒基因和核抗原
   C. 在建立的类淋巴细胞株中，可见 EB 病毒
   D. EB 病毒与鼻咽细胞有共同抗原
   E. 鼻咽癌患者的抗体检出率高于正常人

4. 水痘 – 带状疱疹病毒主要损害
   A. 皮肤黏膜上皮细胞　　B. 白细胞和精细胞　　　　C. 神经细胞
   D. 淋巴细胞　　　　　　E. T 细胞

5. 巨细胞病毒常引起
   A. 唇疱疹　　　　　　　B. 带状疱疹　　　　　　　C. Kaposi 肉瘤
   D. 先天性畸形　　　　　E. 传染性单核细胞增多症

6. 有关"病毒——潜伏部位"的组合，不正确的是
   A. 水痘 – 带状疱疹病毒——脊髓后根神经节或颅神经的感觉神经节
   B. 单纯疱疹病毒 1 型——脊髓前角神经节
   C. 单纯疱疹病毒 2 型——骶神经节
   D. 人类免疫缺陷病毒——$CD4^+$ T 细胞　　　　　　E. EB 病毒——B 细胞

7. 巨细胞病毒
   A. 不可经性接触传播　　B. 可致胎儿畸形　　　　　C. 在体外可感染多种细胞

D. 可用疫苗有效地预防　　　　　E. 常潜伏于神经细胞中

8. 肾移植患者最常见的病毒感染是

　　A. 巨细胞病毒　　　　　B. 风疹病毒　　　　　C. 乙型肝炎病毒

　　D. 汉坦病毒　　　　　　E. 人类免疫缺陷病毒

9. 与鼻咽癌有关的病毒是

　　A. 鼻病毒　　　　　　　B. 单纯疱疹病毒　　　C. 腺病毒

　　D. 巨细胞病毒　　　　　E. EB 病毒

10. 鼻咽癌在我国哪个省份发生率居常见癌症的首位

　　A. 河南省　　　　　　　B. 浙江省　　　　　　C. 云南省

　　D. 广东省　　　　　　　E. 福建省

11. 与 Kaposi 肉瘤的发生密切相关的病原体是

　　A. 人乳头瘤病毒　　　　B. EB 病毒　　　　　　C. 人疱疹病毒 8 型

　　D. 卡氏肺囊菌　　　　　E. 艾滋病病毒

【B1 型题】

（1~3 题备选答案）

　　A. HSV-1　　　　　　　B. HSV-2　　　　　　　C. CMV

　　D. VZV　　　　　　　　E. EBV

1. 与宫颈癌的发生有密切关系的病毒是

2. 与 Burkitt 淋巴瘤关系密切的是

3. 与输血后单核细胞增多症关系密切的是

（4~6 题备选答案）

　　A. 唾液腺、乳腺等　　　B. T 细胞　　　　　　　C. B 细胞

　　D. 脊髓后根神经节或脑神经的感觉神经节　　　　E. 三叉神经节、颈上神经节

4. EBV 潜伏的部位是

5. CMV 潜伏的部位是

6. VZV 潜伏的部位是

三、填空题

1. 疱疹病毒分为＿＿＿＿、＿＿＿＿和＿＿＿＿3 个亚科。

2. 引起疱疹性角膜炎的病原体是＿＿＿＿。

3. 主要引起腰以下感染的疱疹病毒是＿＿＿＿。

四、问答题

1. 试述人类疱疹病毒的种类及其与疾病的关系。

2. 试述 HSV 的潜伏部位及其致病特点。

3. 试述 EB 病毒的感染特点及其与疾病的关系。

4. 试述人类疱疹病毒与恶性肿瘤的关系，并讨论其致癌的可能机制。

参考答案

一、名词解释

1. 潜伏感染：经隐性或显性感染后，病毒基因存在于一定的细胞或组织中，但不能产生有感染性的病毒体，在某些条件下病毒可被激活而急性发作。疱疹病毒属的病毒均可引起潜伏感染。
2. LMP：即潜伏感染膜蛋白，是 EB 病毒潜伏感染 B 细胞时出现的膜抗原，有 LMP1、LMP2A 和 LMP2B 三种。其中 LMP-1 具有细胞转化作用，LMP2A 的主要作用是阻止病毒从潜伏感染转变为增殖性感染。
3. EBV EA：EB 病毒增殖性感染时表达的早期抗原，为非结构性蛋白，测定其特异性抗体有助于早期诊断。
4. EBV VCA：EB 病毒增殖性感染时表达的衣壳抗原，为结构性蛋白，测定其特异性抗体有助于诊断。
5. CID：即巨细胞包涵体病，在妊娠期间 HCMV 通过胎盘传给胎儿，引起先天性感染，严重者在出生后可出现 CID，典型的 CID 表现为新生儿黄疸、肝脾肿大、血小板减少性紫癜、溶血性贫血和不同程度的神经系统损害，包括小脑畸形、听觉异常、脉络膜视网膜炎、视神经萎缩等。

二、选择题

【A1 型题】

1. D 2. B 3. D 4. A 5. D 6. B 7. B 8. A 9. E 10. D 11. C

【B1 型题】

1. B 2. E 3. C 4. C 5. A 6. D

三、填空题

1. α β γ   2. HSV-1   3. HSV-2

四、问答题

1. 试述人类疱疹病毒的种类及其与疾病的关系。

人类疱疹病毒的种类有：人单纯疱疹病毒、水痘－带状疱疹病毒、人巨细胞病毒、EB 病毒、人疱疹病毒 6 型、人疱疹病毒 7 型、人疱疹病毒 8 型。单纯疱疹病毒 1 型感染部位主要在腰部以上。最常引起龈口炎、唇疱疹、疱疹性角膜结膜炎、皮肤疱疹性湿疹等，亦可引起生殖器疱疹。单纯疱疹病毒 2 型主要与腰部以下部位感染有关，引起生殖器疱疹；单纯疱疹病毒 2 型与宫颈癌关系密切。水痘－带状疱疹病毒儿童原发感染引起水痘，成人复发感染为带状疱疹。人巨细胞病毒可引起先天性感染，是造成胎儿畸形的最常见病毒，患儿可表现为巨细胞包涵体病，严重者可致死胎、流产或先天畸形；后天感染可导致输血后单核细胞增多症、肝炎、间质性肺炎、脑膜炎等。EB 病毒青春期后的初次感染表现为传染性单核细胞增多症，并与鼻咽癌和非洲儿童 Burkitt 淋巴瘤的发生密切相关。人疱疹病毒 6 型感染可引起幼儿急疹、幼儿急性发热病，偶尔可引起间质性肺炎、骨髓抑制等。人疱疹病毒 8 型是 Kaposi 肉瘤的致病因子。

2. 试述 HSV 的潜伏部位及其致病特点。

HSV 可形成原发感染、潜伏感染和再发。HSV-1 的原发感染多见于儿童，以腰以上的感染为主，最常引起龈口炎、疱疹性角膜结膜炎、唇疱疹和皮肤疱疹性湿疹等。HSV-2 的原发感染多发生于性生活后，主要引起腰以下及生殖器的感染。HSV 原发感染后，病毒可在机体形成潜伏感染。HSV-1 潜伏于三叉神经节和颈上神经节，HSV-2 潜伏于骶神经节。当人体受到各种刺激，可引起局部复发性疱疹。复发的表位常在原发感染灶的同一部位或附近。HSV 还可引起先天性感染和新生儿感染。此外，HSV-2 感染与宫颈癌的发生有密切的关系。

3. 试述 EB 病毒的感染特点及其与疾病的关系。

EB 病毒在宿主细胞中存在两种感染形式，即增殖性感染和非增殖性感染。增殖性感染是指病毒在细胞内自主复制，产生大量的子代病毒，并使感染细胞裂解。非增殖性感染包括潜伏感染和恶性转化。在一定条件下或某些诱导因子的作用下，潜伏感染的 EBV 可被激活转变为增殖性感染。EBV 在增殖的过程中可表达多种与转化有关的蛋白，如 EBNA2、LMP1 等，诱导感染细胞转化，变为恶性肿瘤细胞。EBV 主要经唾液传播，亦可经输血传染。幼儿受染后多无明显症状，青春期后的初次感染表现为传染性单核细胞增多症。EB 病毒与鼻咽癌和非洲儿童 Burkitt 淋巴瘤的发生密切相关。

4. 试述人类疱疹病毒与恶性肿瘤的关系，并讨论其致癌的可能机制。

与恶性肿瘤有关的人类疱疹病毒有：①单纯疱疹病毒1型和2型分别与唇癌和子宫颈癌的发生有密切关系；②人疱疹病毒8型是Kaposi肉瘤的致病因子；③EB病毒与Burkitt淋巴瘤、鼻咽癌关系十分密切。④人巨细胞病毒具有潜在致癌能力，在宫颈癌、前列腺癌、结肠癌等组织中可检出HCMV的DNA序列。

致癌的可能机制：①病毒基因组的DNA能整合到宿主细胞染色体DNA中，激活细胞原癌基因，导致恶性肿瘤的发生。②病毒在增殖的过程中可表达多种与转化有关蛋白，诱导感染细胞转化，变为恶性肿瘤细胞。

第十九章　其他病毒

习题

一、名词解释

1. 内基小体　　2. Prion　　3. PrPsc　　4. 传染性海绵状脑病（TSE）　　5. v-CJD

二、选择题

【A1型题】

1. 内基小体有助于哪种疾病的诊断

　　A. 腺病毒感染　　　　　　　B. 麻疹　　　　　　　　C. 鹦鹉热

　　D. 狂犬病　　　　　　　　　E. 巨细胞包涵体病

2. 狂犬病病毒的嗜酸性包涵体最易在下列哪种组织中检出

　　A. 淋巴结　　　　　　　　　B. 血液　　　　　　　　C. 脑组织

　　D. 外周神经组织　　　　　　E. 肌纤维组织

3. 被狂犬咬伤者，下列处理不当的是

　　A. 立即用20%肥皂水清洗伤口　B. 用70%乙醇和碘酊涂擦伤口　C. 注射大量抗生素

　　D. 局部注射高效价抗狂犬病病毒血清　　　　　　　　　　　　　E. 立即接种狂犬病疫苗

4. 尖锐湿疣的病原体是

　　A. 人乳头瘤病毒　　　　　　B. 单纯疱疹病毒　　　　C. 艾滋病病毒

　　D. EB病毒　　　　　　　　　E. 巨细胞病毒

5. 能通过神经系统播散并引起全身感染的病毒是

　　A. 人乳头瘤病毒　　　　　　B. 单纯疱疹病毒　　　　C. 狂犬病病毒

　　D. EB病毒　　　　　　　　　E. 巨细胞病毒

6. 患者神经兴奋性增高，吞咽、饮水，甚至闻水声等轻微刺激均可引发痉挛，该疾病是

　　A. 破伤风　　　　　　　　　B. 鼠疫　　　　　　　　C. 狂犬病

　　D. 肉毒中毒　　　　　　　　E. 流行性脑脊髓膜炎

7. 仅含蛋白质成分、不含核酸的是

　　A. 类病毒　　　　　　　　　B. 卫星病毒　　　　　　C. 朊粒

　　D. 缺陷病毒　　　　　　　　E. 辅助病毒

8. 下列有关"朊粒"的描述，错误的是

A. 对蛋白酶有抵抗力   B. 对核酸酶敏感   C. 对干扰素不敏感

D. 由正常宿主细胞基因编码   E. 病理改变部位多在中枢神经系统

【B1 型题】

（1~3 题备选答案）

A. 狂犬病病毒   B. Prion   C. 人乳头瘤病毒

D. HHV6   E. 乙型脑炎病毒

1. 引起传染性海绵状脑病的病原体是

2. 在中枢神经细胞中增殖，并形成嗜酸性包涵体的病毒是

3. 与宫颈癌关系密切的病原体是

（4~6 题备选答案）

A. HPV   B. HBV   C. PrPc

D. PrPsc   E. HHV6

4. 可通过性接触传播，引起生殖器感染的病毒是

5. 蛋白酶和理化因素具有强大抵抗力的是

6. 由宿主基因编码，不具致病性的是

三、填空题

1. 我国目前使用的狂犬病疫苗是_____。

2. 对狂犬病紧急预防的被动免疫措施是_____。

3. 朊粒是一种由_____基因编码的构象异常的蛋白质。

4. 克雅病（CJD）的发病原因有_____、_____和_____。

四、问答题

1. 试述狂犬病的流行与致病特点及主要防治措施。

2. 试述人乳头瘤病毒的致病特点。

3. 简述 Prion 病的病理和临床特征。

4. 试述 PrPsc 和 PrPc 的主要区别。

参考答案

一、名词解释

1. 内基小体：狂犬病病毒在中枢神经细胞（主要是大脑海马回的锥体细胞）中增殖时，胞质内所形成的嗜酸性包涵体，组织切片检查内基小体，在诊断上很有价值。

2. Prion：即朊粒，又称传染性蛋白粒子或朊病毒，是一种由正常宿主细胞基因编码的构象异常的蛋白质，不含核酸，具有自我复制能力，目前认为是人和动物的传染性海绵状脑病（TSE）的病原体。

3. PrPsc：即羊瘙痒病朊蛋白，由细胞朊蛋白（PrPc）变构而来，对蛋白酶K有抗性，对各种理化作用的抵抗力强，具有致病性和传染性。

4. 传染性海绵状脑病（TSE）：是由 Prion 引起的致死性中枢神经系统慢性退行性疾病，以痴呆、共济失调、震颤等为主要临床表现。其病理特点是中枢神经细胞空泡化、弥漫性神经细胞缺失、胶质细胞增生、淀粉样斑块形成、脑组织海绵状改变等，故称为传染性海绵状脑病。

5. v-CJD：即克雅病变种，是近年来在以英国为主的欧洲国家出现的一种新型的人类传染性海绵状脑病。该病的好发年龄、临床特征与典型CJD均有明显不同，被认为是CJD的新变种。

二、选择题

【A1型题】

1. D 2. C 3. C 4. A 5. C 6. C 7. C 8. B

【B1型题】

1. B 2. A 3. C 4. A 5. D 6. C

三、填空题

1. 灭活病毒疫苗 2. 狂犬病病毒免疫球蛋白或抗血清 3. 正常宿主细胞

4. 医源性 家族性 散发性

四、问答题

1. 试述狂犬病的流行与致病特点及主要防治措施。

（1）流行病学特点：病犬是人狂犬病的主要传染源，其次是猫、猪、牛、马等。患病动物的唾液中含有大量的病毒。唾液中的病毒通过咬伤、抓伤等各种伤口侵入人体，亦可通过破损的皮肤黏膜或密切接触而侵入。

（2）致病特点：潜伏期一般为1~3个月。病毒对神经组织有较强的亲嗜性，在局部增殖后侵入附近的神经末梢，最后到达中枢神经系统，引起神经系统病变。狂犬病典型的临床表现是对刺激兴奋性增高，对声、光、风刺激均高度敏感，轻微刺激即可引发痉挛。恐水是其特有的症状，故又称恐水病。无特异性治疗方法，病死率几乎达100%。

（3）主要预防措施：加强家犬管理，注射犬用疫苗。高危人群可用狂犬病毒灭活疫苗作特异性预防。人被动物咬伤后，应及时清创，尽早接种灭活疫苗并注射抗狂犬病毒血清或狂犬病毒免疫球蛋白。

2. 试述人乳头瘤病毒的致病特点。

人乳头瘤病毒的致病特点为：①传染源与传播途径：传染源为患者或带毒者，主要通过直接或间接接触感染部位或污染物品传播，生殖器感染主要由性交传播，新生儿可在产道感染。②感染过程：病毒感染仅停留在局部皮肤和黏膜中，不产生病毒血症。③所致疾病：可引起皮肤和黏膜的各种乳头瘤（疣），临床上常见的有寻常疣、跖疣、扁平疣和尖锐湿疣等。该病毒有多种型别，不同型别侵犯的部位和所致疾病不同。HPV-6和HPV-11等常引起外生殖器部位尖锐湿疣，为性传播疾病之一。HPV-16、HPV-18、HPV-31和HPV-33等与宫颈癌、肛门癌和口腔癌等恶性肿瘤的发生有关。

3. 简述Prion病的病理和临床特征。

Prion病是一种人和动物的致死性中枢神经系统慢性退行性疾病。其病理学特征：中枢神经细胞空泡化、弥漫性神经细胞缺失、胶质细胞增生、淀粉样斑块形成、脑组织海绵状改变。脑组织中无炎症反应。其临床特征：①潜伏期长，可达数年至数十年之久。②一旦发病即呈慢性进行性发展，最终死亡。③不能诱导产生特异性免疫应答，患者以痴呆、共济失调、震颤等为主要临床表现。

4. 试述PrPsc和PrPc的主要区别。

宿主体内存在两种结构相同而分子构型不同的朊蛋白（PrP），一种称为羊瘙痒病朊蛋白（PrPsc），另一种称为细胞朊蛋白（PrPc），由正常人及动物脑组织基因编码的一类高度保守的糖蛋白，广泛表达于脊椎动物。PrPc与PrPsc的氨基酸序列相似，但二者的分子构型不同。PrPc肽链的三维结构具有4个a螺旋，没有b折叠；而PrPsc肽链的2个a螺旋转换为4个b折叠。前者对蛋白酶K敏感而后者对蛋白酶K具有抗性。在感染的动物脑组织中，PrP两种异构体均存在，而正常动物组织中仅有PrPc。因此当PrPc变成PrPsc时，即具有致病性和传染性。PrPsc可能通过扰乱PrP的正常折叠和运输，最终引发以传染性海绵状脑病为特征的致死性中枢神经系统的慢性退化性疾病。

第二十章 真菌学总论

习题

一、名词解释

1. 菌丝体 2. 酵母型菌落 3. 丝状菌落 4. 孢子 5. 皮肤癣菌

二、选择题

【A1 型题】

1. 下列不是真菌的特征的是
   A. 具有分化程度较高的细胞核 B. 有完整的细胞器 C. 有一层坚硬的细胞壁
   D. 细胞壁含肽聚糖 E. 对青霉素类抗生素不敏感

2. 下列不是酵母型菌落的特征的是
   A. 与一般细菌菌落相似 B. 光滑 C. 湿润
   D. 柔软致密 E. 可呈粉末状

3. 下列哪项不是新生隐球菌的致病特点
   A. 多为内源性感染 B. 人群之间一般不直接传播 C. 多经呼吸道感染
   D. 可引起肺部的轻度炎症 E. 常发生于免疫功能低下者

4. 白假丝酵母菌通常寄生于人体的口腔、上呼吸道、肠道及阴道等部位，是最常见的机会感染性真菌，可侵犯
   A. 皮肤黏膜 B. 内脏 C. 中枢神经系统
   D. 以上均可 E. 以上均不可

三、填空题

1. 多细胞真菌大多可长出_____和_____两种结构。

2. 真菌的菌丝有_____菌丝、_____菌丝和_____菌丝。

3. 真菌的孢子可分为_____和_____两类。

4. 真菌的菌落有_____和_____两种类型。

5. 真菌所致疾病主要有_____、_____、_____、_____、_____等几种形式。

6. 皮肤癣菌分_____、_____和_____3 个属。

7. 皮肤癣菌是浅部感染真菌中最常见的一类，主要侵犯角化组织，如_____、_____和_____，引起癣病。

8. 白假丝酵母菌通常可侵犯_____、_____和_____而致病。

四、问答题

1. 常见的真菌有哪些类型及其结构特征？

2. 简述白假丝酵母菌的致病特征。

3. 简述新生隐球菌的致病特征。

参考答案

一、名词解释

1. 菌丝体：真菌在适宜环境中，由孢子出芽长出芽管，并逐渐延长呈丝状，称为菌丝。菌丝再继续延长、分枝、交织成团，形成菌丝体。由营养菌丝、气生菌丝和生殖菌丝组成。

2. 酵母型菌落：由单细胞真菌形成，与一般细菌菌落相似，光滑湿润，柔软致密，如新生隐球菌的菌落。

3. 丝状菌落：为多细胞真菌的菌落形式，由疏松的菌丝体构成，呈棉絮状、绒毛状或粉末状，并可呈现不同的颜色，这些特征可作为鉴定真菌的参考。

4. 孢子：是真菌的繁殖结构，由生殖菌丝产生。可分为有性孢子和无性孢子两类。一条菌丝可形成多个孢子，在环境适宜时，每个孢子又可发芽形成菌丝。和细菌的芽孢不同，孢子的抵抗力不强，湿热60~70℃时迅速死亡。

5. 皮肤癣菌：是浅部感染真菌中最常见的一类，主要侵犯角化的表皮、指（趾）甲和毛发，引起癣病。特别是手足癣是最常见的真菌病。皮肤癣菌分毛癣菌、表皮癣菌和小孢子癣菌3个属。

二、选择题

【A1型题】

1. D 2. E 3. A 4. D

三、填空题

1. 菌丝 孢子   2. 营养 气生 生殖   3. 有性孢子 无性孢子   4. 酵母型菌落 丝状菌落

5. 致病性真菌感染 条件致病性真菌感染 真菌超敏反应性疾病 毒素中毒性疾病 真菌毒素与肿瘤的关系

6. 毛癣菌 表皮癣菌 小孢子癣菌   7. 表皮 指（趾）甲 毛发   8. 皮肤黏膜 内脏 中枢神经系统

四、问答题

1. 常见的真菌有哪些类型及其结构特征？

常见的真菌按形态可分为单细胞和多细胞两大类。

单细胞真菌：呈圆形或卵圆形，常见为酵母菌和类酵母菌两类。前者如新生隐球菌，后者如白假丝酵母菌。这类真菌以芽生方式繁殖，但后者芽体可延长形成与母体相连的假菌丝。

多细胞真菌：人多长出菌丝和孢子，交织成团，称丝状菌或霉菌。菌丝是由孢子出芽并逐渐延长而成。再继续延长、分枝、交织成团，形成菌丝体。菌丝有营养菌丝、气生菌丝和生殖菌丝。真菌菌丝形态有多种，随真菌种类不同而异，可以此鉴别真菌。

2. 简述白假丝酵母菌的致病特征。

白假丝酵母菌通常寄生于人体的口腔、上呼吸道、肠道及阴道等部位，是最常见的机会感染性真菌。多为内源性感染，可侵犯皮肤黏膜、内脏甚至中枢神经系统而致病。皮肤黏膜感染好发于皮肤皱褶、潮湿的部位，如腋窝、腹股沟、乳房下、会阴部及指（趾）间等处。表现为表皮糜烂，基底潮红，有少量渗出物。界限清晰。黏膜感染以鹅口疮最为常见，口腔、咽、舌部黏膜可见乳白色膜状物，剥离后糜烂面潮红或浅表溃疡。阴道炎也较常见，表现为红斑、丘疹甚至溃疡，阴道分泌物增多，局部痒、疼。内脏感染最常见者为肺炎，一般由口腔或支气管蔓延而来，起病慢，病程长。表现以低热为主，咳嗽较剧，痰呈白色黏稠胶冻样。其次为消化道和泌尿道感染。中枢神经系统感染见于抵抗力极度低下者，可有脑膜炎、脑膜脑炎、脑脓肿等表现。对本菌过敏者，可发生皮肤、呼吸道、消化道等过敏症。

3. 简述新生隐球菌的致病特征。

新生隐球菌为外源性感染，人群之间一般不直接传播，主要传染源为鸽粪，通过污染的空气经肺部感染，引起肺部的轻度炎症。免疫力正常者多无症状，严重的隐球菌病常发生于消耗性疾病及免疫功能低下者，如恶性肿瘤、血液病、艾滋病等患者。隐球菌可侵犯全身各组织器官，如皮肤、黏膜、淋巴结、骨、内脏及中枢神经系统。最常见者为肺和脑部的感染。肺部隐球菌病主要表现为轻咳、咯黏液性痰、胸痛、低热、乏力、消瘦等。脑部隐球菌病主要表现为亚急性或慢性脑膜炎或脑膜脑炎。多为慢性起病，间歇性头痛并逐渐加剧，伴有不同程度的发热、恶心、呕吐及脑膜刺激征。其表现酷似结核性脑膜炎。预后不良。皮肤隐球菌病可表现为面部痤疮样皮疹、结节等，可形成脓肿与溃疡，自觉症状不重，病程较长。骨骼感染时常有骨质破坏，患处肿痛，可形成溃疡及瘘管，排出白色稀黏脓液，可有慢性骨髓炎表现。

（康　曼　韦晗宁　金　科）

执业医师考试医学微生物学部分历年真题汇编

习题

【A1 型题】

1. 属于原核细胞型的一组微生物是
   A. 酵母菌、淋球菌　　　　　B. 放线菌、破伤风梭菌　　　C. 链球菌、念珠菌
   D. 隐球菌、结核分枝杆菌　　E. 小孢子菌、大肠埃希菌

2. 对微生物的描述中，不属于共同特点的是
   A. 形体微小　　　　　　　　B. 分布广泛　　　　　　　　C. 种类繁多
   D. 结构简单　　　　　　　　E. 只能在活细胞内生长、繁殖

3. 根据微生物的分类，新型隐球菌属于
   A. 支原体　　　　　　　　　B. 立克次体　　　　　　　　C. 放线菌
   D. 细菌　　　　　　　　　　E. 真菌

4. 有完整细胞核的微生物是
   A. 立克次体　　　　　　　　B. 放线菌　　　　　　　　　C. 细菌
   D. 真菌　　　　　　　　　　E. 衣原体

5. 细菌芽孢最显著的特性是
   A. 抗吞噬性　　　　　　　　B. 具有毒素活性　　　　　　C. 耐热性
   D. 黏附性　　　　　　　　　E. 侵袭性

6. 溶菌酶的溶菌作用机制是
   A. 裂解细胞壁聚糖骨架上的 $\beta-1,4$ 糖苷键
   B. 抑制细胞壁肽聚糖上四肽侧链与五肽桥的交联
   C. 抑制细菌 mRNA 表达　　D. 抑制细菌 DNA 转录　　　　E. 破坏细胞壁上的磷壁酸

7. 青霉素作用的细菌靶位是
   A. 细胞质的质粒　　　　　　B. 细胞质的核糖体　　　　　C. 细胞壁的聚糖骨架
   D. 细胞壁的磷壁酸　　　　　E. 细胞壁的五肽交联桥

8. 细菌核质以外的遗传物质是指
   A. mRNA　　　　　　　　　　B. 核糖体（核蛋白体）　　　C. 质粒
   D. 异染颗粒　　　　　　　　E. 性菌毛

9. 在流行病学调查中，可用于细菌分型的合成性代谢物是
    A. 热原质　　　　　　　　B. 酶类　　　　　　　　C. 毒素
    D. 色素　　　　　　　　　E. 细菌素

10. 细菌个体的繁殖方式是
    A. 有性繁殖　　　　　　　B. 菌丝断裂　　　　　　C. 细胞出芽
    D. 无性二分裂　　　　　　E. 核酸复制

11. 关于高压蒸汽灭菌法，不正确的描述是
    A. 灭菌效果最可靠　　　　B. 适用于对耐高温和耐湿物品的灭菌
    C. 可杀灭包括细菌芽孢在内的所有微生物
    D. 通常灭菌压力为 2.05 kg/cm^2　　　　E. 通常灭菌温度为 121.3 ℃

12. 普通培养基最适宜的灭菌方法是
    A. 巴氏消毒法　　　　　　B. 煮沸法　　　　　　　C. 高压蒸汽灭菌法
    D. 流通蒸汽灭菌法　　　　E. 间歇灭菌法

13. 与细菌耐药性有关的结构是
    A. 性菌毛　　　　　　　　B. 细菌染色体　　　　　C. 质粒
    D. 鞭毛　　　　　　　　　E. 异染颗粒

14. 对于细菌内毒素作用的描述错误的是
    A. 发热　　　　　　　　　B. 白细胞升高　　　　　C. 微循环障碍
    D. DIC　　　　　　　　　E. 对组织器官有选择性毒害效应

15. 与细菌侵袭力无关的致病因素是
    A. 外毒素　　　　　　　　B. 荚膜　　　　　　　　C. 磷壁酸
    D. 血浆凝固酶　　　　　　E. 透明质酸酶

16. 属于神经毒素的外毒素是
    A. 产气荚膜梭菌 α 毒素　　B. 红疹毒素　　　　　　C. 肉毒毒素
    D. 白喉毒素　　　　　　　E. 葡萄球菌毒性休克综合征毒素

17. 引起菌群失调症，是因明显改变了正常菌群的
    A. 营养条件　　　　　　　B. 遗传特性　　　　　　C. 耐药性
    D. 组成和数量　　　　　　E. 增殖方式

18. 关于细菌外毒素的叙述错误的是
    A. 多由革兰阳性菌产生　　B. 化学成分是蛋白质
    C. 耐热，不能经高压蒸汽灭菌法破坏　　　　　D. 经甲醛处理可制备成类毒素
    E. 可刺激机体产生抗毒素

19. 导致肠道菌群失调最主要的诱因是
    A. 黏膜的损伤　　　　　　B. 抗生素的滥用　　　　C. 细菌寄居部位的改变
    D. 免疫抑制剂的应用　　　E. 放疗化疗的应用

20. 使金黄色葡萄球菌感染局限化的物质是

A. 溶血毒素 B. 耐热核酸酶 C. 杀白细胞毒素

D. 肠毒素 E. 凝固酶

21. 男，45 岁。2 周前烧伤，烧伤面积 40% 左右，近 5 天开始发热，体温 38~39℃，间歇性，逐渐加重并伴有寒战，血培养出的细菌可产生凝固酶、杀白细胞素、肠毒素。最可能感染的细菌是

    A. 肺炎链球菌 B. 溶血性链球菌 C. 厌氧芽孢

    D. 大肠杆菌 E. 金黄色葡萄球菌

22. 血源性肺脓肿最常见的病原体是

    A. 流感嗜血杆菌 B. 铜绿假单胞菌 C. 金黄色葡萄球菌

    D. 肺炎克雷伯杆菌 E. 肺炎链球菌

23. 对淋病奈瑟菌（淋球菌）的叙述，正确的是

    A. 主要经呼吸道传播 B. 为革兰阳性球菌 C. 人是淋球菌的唯一宿主

    D. 淋球菌可产生自溶酶 E. 大多无荚膜和菌毛

24. 肺炎链球菌的主要致病物质是

    A. C-反应蛋白 B. 自溶酶 C. 荚膜

    D. 外毒素 E. 内毒素

25. 男，21 岁，发热咳嗽 3 天入院，胸部 X 线片显示右下肺叶实变，或呈小叶状浸润，其中有单个或多发的液气囊腔。实验室检查：血 WBC 13×10^9/L。该患者最可能的病原是

    A. 肺炎克雷伯杆菌 B. 肺炎支原体 C. 结核分枝杆菌

    D. 肺炎链球菌 E. 金黄色葡萄球菌

26. 溶血性链球菌主要引起的炎症是

    A. 脓肿 B. 出血性炎 C. 假膜性炎

    D. 纤维素性炎 E. 蜂窝织炎

27. 引起流行性脑脊髓膜炎的病原属于

    A. 奈瑟菌属 B. 念珠菌属 C. 隐球菌属

    D. 链球菌属 E. 葡萄球菌属

28. 男，28 岁，右大腿清创缝合术 6 天后，局部伤口红肿，范围较大，疼痛明显。伤口局部见稀薄脓液，淡红色，量多，无腥味。最可能感染的致病菌是

    A. 大肠埃希菌 B. 铜绿假单胞菌 C. 溶血性链球菌

    D. 金黄色葡萄球菌 E. 无芽孢厌氧菌

29. 在鉴别肠道致病菌和非致病菌的单糖发酵试验中，具有鉴别意义的单糖是

    A. 葡萄糖 B. 麦芽糖 C. 蔗糖

    D. 菊糖 E. 乳糖

30. 最常见的肾盂肾炎病原菌是

    A. 葡萄球菌 B. 粪肠球菌 C. 大肠杆菌

    D. 变形杆菌 E. 白色念珠菌

31. 引起急性出血性结肠炎的病原体是
    A. 志贺菌　　　　　　　　B. 伤寒沙门菌　　　　　　C. 新型肠道病毒70型
    D. 大肠埃希菌O157型　　　E. 轮状病毒A组

32. 可以引起菌血症的细菌是
    A. 肉毒梭菌　　　　　　　B. 霍乱弧菌　　　　　　　C. 白喉棒状杆菌
    D. 破伤风梭菌　　　　　　E. 伤寒沙门菌

33. 大肠埃希菌O157：H7引起的腹泻特点是
    A. 米泔水样便　　　　　　B. 血样便　　　　　　　　C. 蛋花样便
    D. 黏液便　　　　　　　　E. 脓性便

34. 关于志贺菌属细菌的描述，不正确的是
    A. 对抗菌药物不敏感　　　B. 无鞭毛、芽孢及荚膜　　C. 均能产生内毒素
    D. 分为4个群　　　　　　 E. 革兰染色阴性

35. 慢性细菌性痢疾迁延型是指疾病迁延不愈，病程至少超过
    A. 150天　　　　　　　　 B. 60天　　　　　　　　　C. 28天
    D. 7天　　　　　　　　　 E. 14天

36. 男，30岁，十二指肠溃疡3年。8小时前突发上腹部疼痛。查体：全腹肌紧张，压痛、反跳痛(+)。立位腹部X线平片示右侧膈下游离气体。继发感染的常见细菌是
    A. 肺炎克雷伯杆菌　　　　B. 铜绿假单胞菌　　　　　C. 金黄色葡萄球菌
    D. 变形杆菌　　　　　　　E. 大肠埃希菌

37. 女，42岁。乏力，纳差、腹胀伴发热8天，于8月8日来诊。开始为低热，近3天高热，体温波动于39~39.8℃。查体：T 39℃，P 80次/分，躯干散在少数充血性皮疹，脾肋下可及。实验室检查：血WBC $3.6×10^9$/L，N 0.60，L 0.40。最可能感染的病原体是
    A. 立克次体　　　　　　　B. 军团菌　　　　　　　　C. 大肠埃希菌
    D. 沙门菌　　　　　　　　E. 布鲁菌

38. 女，23岁。腹痛、腹泻、里急后重伴发热半天。查体：T 39.2℃，BP 126/80 mmHg，腹软，左下腹压痛（+），反跳痛（-）。实验室检查：血WBC $18×10^9$/L，N 0.87，L 0.13。粪镜检WBC满视野，RBC 20/HP。最可能的诊断是
    A. 急性细菌性痢疾　　　　B. 急性阑尾炎　　　　　　C. 急性阿米巴痢疾
    D. 霍乱　　　　　　　　　E. 急性肠炎

39. 霍乱弧菌的致病因素不包括
    A. 鞭毛　　　　　　　　　B. 菌毛　　　　　　　　　C. 荚膜
    D. 肠毒素　　　　　　　　E. 内毒素

40. 关于霍乱弧菌的生物学性状，错误的描述是
    A. 增菌培养基通常为碱性蛋白胨水　　　　　　　　　B. 有菌毛和单鞭毛
    C. 悬滴观察呈"穿梭"样运动　D. El-Tor生物型可形成芽孢　E. 革兰染色为阴性

41. 与志贺毒素致病作用类似的毒素是

A. 肉毒外毒素 B. 大肠杆菌内毒素 C. 霍乱外毒素
D. 金黄色葡萄球菌外毒素 E. 伤寒沙门菌内毒素

42. 男，26岁。腹泻半天，于8月15日来诊。腹泻30多次，开始为稀便，后为水样便，继之多次呕吐。查体：T 36.5℃，P 110次/分，BP 60/40 mmHg，神志清楚，皮肤干燥，弹性差。腹软，无压痛。粪常规：水样便，镜检WBC 0~3/HP，RBC 0~2/HP。最可能的诊断是

A. 胃肠型细菌性食物中毒 B. 阿米巴痢疾 C. 急性细菌性痢疾
D. 溃疡性结肠炎 E. 霍乱

43. 注射破伤风抗毒素（TAT）的目的是

A. 对易感人群进行预防接种 B. 杀灭伤口中繁殖的破伤风杆菌
C. 对可疑或确诊的破伤风患者进行紧急预防或治疗 D. 主要用于儿童的预防接种
E. 中和与神经细胞结合的毒素

44. 下述情况中排除无芽孢厌氧菌的依据是

A. 机体多个部位的脓疡 B. 血性分泌物，恶臭或有气体 C. 分泌物直接涂片可见细菌
D. 在普通肉汤培养基中呈表面生长 E. 在血平板中长出微小菌落

45. 引起牙周脓肿最常见的病原菌是

A. 甲型溶血性链球菌 B. 类白喉杆菌 C. 无芽孢厌氧菌
D. 铜绿假单胞菌 E. 白色念珠菌（白假丝酵母菌）

46. 患者，男，32岁，左下肢肿胀、发紫、剧痛2小时。1天前用粪便在农田施肥，伤及左足，半夜感胀裂样痛，症状加重，左下肢肿胀，皮肤由紫红变成紫黑色，水肿有水疱。查体：局部失去弹性，皮下有捻发音，伤口处有恶臭的血性浆液渗出，该致病菌产生的酶中，毒性最强的是

A. 胶原酶 B. 卵磷脂酶 C. 神经氨酸酶
D. DNA酶 E. 透明质酸酶

47. 男，16岁，在田地劳动时，右足被刺伤，未处理，伤后7天出现乏力、头晕、头痛、口周围肌肉酸紧张，约24小时后出现张口困难，苦笑面容，头向后仰，颈强直。查体：右足部伤口小而深，化脓。该患者发病最关键的因素是

A. 发生感染后的时间 B. 致病菌的数量 C. 伤口环境缺氧
D. 致病菌的毒性 E. 自身免疫力

48. 男，35岁。田间耕作时被带铁锈钉刺伤右足，伤口深约3cm，自行包扎未就医。6天后患者出现全身乏力，头晕，头痛，并觉张口困难，颈强直（+），头后仰，角弓反张。对造成该疾病的致病菌特点的描述，正确的是

A. 细菌形态为球菌 B. 致病毒素主要为内毒素 C. 感染必须具有缺氧环境
D. 革兰染色阴性 E. 芽孢对热，干燥不耐受

49. 所产生毒素与噬菌体有关的细菌是

A. 霍乱弧菌 B. 破伤风梭菌 C. 大肠埃希菌
D. 产气荚膜梭菌 E. 白喉棒状杆菌

50. 白喉杆菌的毒力鉴定根据
    A. 菌体的异染颗粒特征   B. 吕氏血清培养基上快速生长特点
    C. 亚碲酸钾平板上菌落特征   D. Elek 平板试验   E. 锡克试验

51. 结核分枝杆菌的生物特性中，对临床诊断最有意义的是
    A. 生长缓慢   B. 抵抗力低   C. 菌体结构复杂
    D. 多形性   E. 抗酸性

52. 结核分枝杆菌形态学诊断最常用的染色方法是
    A. 革兰染色   B. 抗酸染色   C. 亚甲蓝染色
    D. 镀银染色   E. 棉兰染色

53. 适宜卡介苗（BCG）接种的主要对象是
    A. 结核性脑膜炎患者   B. 结核菌素试验阳性者   C. 严重的结核病患者
    D. 新生儿以及结核菌素试验阴性的儿童   E. 细胞免疫功能低下者

54. 结核分枝杆菌化学组成最显著的特点是含有大量的
    A. 蛋白质   B. 脂类   C. 多糖
    D. RNA   E. 磷壁酸

55. 用抗酸染色法染色后，结核杆菌在光学显微镜下的典型形态是
    A. 为紫色的栅栏状排列杆菌   B. 为红色的粗大杆菌   C. 为紫色的略带弯曲的细长杆菌
    D. 为红色的略带弯曲的细长杆菌   E. 为红色的竹节状排列杆菌

56. 结核分枝杆菌敏感的理化因素是
    A. 碱   B. 酸   C. 紫外线
    D. 干燥   E. 寒冷

57. 能引起人畜共患病的病原体是
    A. 梅毒螺旋体   B. 霍乱弧菌   C. 布氏杆菌
    D. 淋球菌   E. 白喉杆菌

58. 男，39 岁，发热 2 天。伴畏寒，右上肢剧烈疼痛，有啮齿动物接触史。查体：T 39.8℃，P 110 次/分，R 22 次/分，BP120/75mmHg，神志清楚，强迫体位，右腋下可触及肿大淋巴结，触痛明显，心肺腹未见异常。实验室检查：血 WBC 12.4×10^9/L，N 0.86，L 0.14。淋巴结穿刺液涂片染色检查可见革兰阴性菌。引起该病的病原体是
    A. 伤寒沙门菌   B. 大肠埃希菌   C. 奈瑟球菌
    D. 鼠疫耶尔森菌   E. 流感嗜血杆菌

59. 幽门螺杆菌属于
    A. 厌氧芽孢杆菌   B. 无芽孢厌氧菌   C. 微需氧菌
    D. 需氧芽孢杆菌   E. 兼性厌氧菌

60. 与慢性胃炎和消化性溃疡有密切关系的病原菌为
    A. 空肠弯曲菌   B. 幽门螺杆菌   C. 胎儿弯曲菌
    D. 鼠伤寒沙门菌   E. 副溶血性弧菌

61. 人类非淋菌性尿道炎的重要病原体是
    A. 炭疽芽孢杆菌　　　　　B. 溶脲脲原体　　　　　C. 柯萨奇 B 组病毒
    D. 伯氏疏螺旋体　　　　　E. 汉坦病毒

62. 引起梅毒的病原体是
    A. 艰难梭菌　　　　　　　B. 苍白密螺旋体　　　　C. 甲型溶血性链球菌
    D. 白假丝酵母菌　　　　　E. 变异链球菌

63. 病原为真核细胞型微生物的疾病是
    A. 流行性乙型脑炎　　　　B. 沙眼　　　　　　　　C. 原发性非典型性肺炎
    D. 细菌性痢疾　　　　　　E. 鹅口疮

64. 新型隐球菌具有诊断价值的形态特点是
    A. 有假菌丝　　　　　　　B. 形成厚膜孢子　　　　C. 有异染颗粒
    D. 菌体外有一层肥厚的荚膜　E. 在菌体次极端,有直径大于菌体的芽孢

65. 标本涂片镜检可见圆形或卵圆形菌体,革兰染色阳性,从菌体上有芽管伸出,但不与菌体脱离,形成假菌丝;将标本接种至玉米粉培养基上,可长出厚膜孢子,此微生物可能是
    A. 葡萄球菌　　　　　　　B. 链球菌　　　　　　　C. 白色念珠菌
    D. 放线菌　　　　　　　　E. 毛癣菌

66. 脊髓灰质炎、甲型肝炎等病毒的病毒体结构组成是
    A. 核酸和刺突　　　　　　B. 衣壳和包膜　　　　　C. 基质蛋白和衣壳
    D. 核酸和包膜　　　　　　E. 核酸和衣壳

67. 对病毒生物学性状的描述,不正确的是
    A. 测量大小的单位为纳米(nm)　　　　　　　　　B. 含有 DNA 和 RNA 两种核酸
    C. 以复制方式增殖　　　　D. 必须寄生于活细胞内　E. 属于非细胞型微生物

68. 以核酸为模板进行增殖的微生物是
    A. 细菌　　　　　　　　　B. 衣原体　　　　　　　C. 病毒
    D. 立克次体　　　　　　　E. 真菌

69. 病毒的水平传播是指病毒
    A. 在细胞与细胞间的传播　B. 从侵入门户向血液中的传播　C. 在人群个体间的传播
    D. 通过血液向其他组织传播　E. 沿神经传播

70. 可引起先天性婴儿畸形的常见病毒是
    A. 风疹病毒　　　　　　　B. 麻疹病毒　　　　　　C. 狂犬病毒
    D. 脊髓灰质炎病毒　　　　E. EB 病毒

71. 不属于副黏病毒科的病毒是
    A. 副流感病毒　　　　　　B. 禽流感病毒　　　　　C. 呼吸道合胞病毒
    D. 麻疹病毒　　　　　　　E. 腮腺炎病毒

72. 引起先天性风疹综合征是因为孕妇在
    A. 孕期 1~4 个月患风疹　　B. 孕期 5~7 个月患风疹　C. 孕期 8~9 个月患风疹
    D. 分娩时患风疹　　　　　E. 血清中缺乏特异性风疹抗体

147

73. 甲型流感病毒最容易发生变异的成分是
    A. 包膜脂类　　　　　　　　B. 神经氨酸酶和血凝素　　　C. 衣壳蛋白
    D. 基质蛋白　　　　　　　　E. 核蛋白

74. SARS 病毒属于
    A. 正腺病毒科　　　　　　　B. 副黏病毒科　　　　　　　C. 小 RNA 病毒科
    D. 呼吸病毒科　　　　　　　E. 冠状病毒科

75. 麻疹病毒属于
    A. 正黏病毒科　　　　　　　B. 副黏病毒科　　　　　　　C. 小 RNA 病毒科
    D. 呼吸病毒科　　　　　　　E. 冠状病毒科

76. 人类病毒性心肌炎的重要病原体是
    A. 炭疽芽孢杆菌　　　　　　B. 溶脲脲原体　　　　　　　C. 柯萨奇 B 组病毒
    D. 伯氏疏螺旋体　　　　　　E. 汉坦病毒

77. 肠道病毒一般不引起的疾病是
    A. 尿道炎　　　　　　　　　B. 手足口病　　　　　　　　C. 脊髓灰质炎
    D. 无菌性脑膜炎　　　　　　E. 心肌炎

78. 甲型肝炎病毒属于
    A. 正腺病毒科　　　　　　　B. 副腺病毒科　　　　　　　C. 小 RNA 病毒科
    D. 呼吸病毒科　　　　　　　E. 冠状病毒科

79. 输血不是作为主要传播途径的病毒性疾病为
    A. 乙型肝炎　　　　　　　　B. 丙型肝炎　　　　　　　　C. 丁型肝炎
    D. 戊型肝炎　　　　　　　　E. 艾滋病

80. Dane 颗粒是
    A. 丁型肝炎病毒　　　　　　B. 乙型肝炎病毒　　　　　　C. 甲型肝炎病毒
    D. 戊型肝炎病毒　　　　　　E. 丙型肝炎病毒

81. 根据下列 HBV 感染状况检查结果，可作为献血员的是
    A. 抗-HBc（+）、抗-HBe（-）、抗-HBs（-）、HBsAg（+）
    B. 抗-HBc（-）、抗-HBe（-）、抗-HBs（+）、HBsAg（-）
    C. 抗-HBc（-）、抗-HBe（+）、抗-HBs（-）、HBsAg（+）
    D. 抗-HBc（-）、抗-HBe（-）、抗-HBs（-）、HBsAg（+）
    E. 抗-HBc（+）、抗-HBe（+）、抗-HBs（-）、HBsAg（-）

82. 人体感染乙型肝炎病毒后，很难在其血液中查到的抗原是
    A. HBeAg　　　　　　　　　B. HBsAg　　　　　　　　　C. HBcAg
    D. PreS1　　　　　　　　　E. PreS2

83. 某护士在给一位乙型肝炎病毒（HBV）携带者注射时，不慎被患者用过的针头刺伤手指。为预防乙型肝炎病毒感染，应首先采取的措施是
    A. 注射抗生素　　　　　　　B. 注射丙种球蛋白　　　　　C. 注射乙型肝炎疫苗

D. 注射 HBVIg E. 注射 α-干扰素

84. 属于 DNA 病毒的肝炎病毒是
    A. HBV B. HEV C. HDV
    D. HCV E. HAV

85. 男,40岁。恶心、呕吐、尿色变深2天。既往无肝炎病史。查体:巩膜黄染,肝肋下2cm。实验室检查:ALT 800U/L, TBil 60 μmol/L,抗-HAV IgM(-), HBsAg(+),抗-HBs(-),抗-HBc(+),该患者最可能的诊断是
    A. 急性甲型肝炎 B. 急性肝炎,HBsAg 携带者 C. 乙型肝炎恢复期
    D. 甲型肝炎恢复期 E. 急性乙型肝炎

86. 男,17岁。发热伴乏力、纳差、眼黄、尿黄5天。实验室检查:ALT 860U/L, AST 620U/L, TBil 60 μmol/L,经常在街边小摊进餐。曾注射乙肝疫苗。本患者所患疾病的病原属于
    A. 单股复链 RNA 病毒 B. 双股 RNA 病毒 C. 单股正链 RNA 病毒
    D. 双股 DNA 病毒 E. 单股 DNA 病毒

87. 流行性乙型脑炎病毒传播环节中最重要的中间宿主
    A. 蚊 B. 幼猪 C. 成年猫
    D. 乙型脑炎带毒者 E. 虱

88. 乙型脑炎病毒的主要传播途径是
    A. 消化道传播 B. 输血传播 C. 虫媒传播
    D. 呼吸道传播 E. 直接接触传播

89. 与淋巴瘤发生相关的是
    A. 丙肝肝炎病毒 B. 乙型肝炎病毒 C. 人乳头瘤病毒
    D. 脊髓灰质炎病毒 E. EB 病毒

90. 与 EB 病毒感染无关的疾病是
    A. 宫颈癌 B. 淋巴组织增生性疾病 C. 传染性单核细胞增多症
    D. 鼻咽癌 E. 非洲儿童恶性淋巴瘤

91. HIV 主要侵犯的靶细胞是
    A. 单核-巨噬细胞 B. 自然杀伤细胞 C. $CD4^+$ T 细胞
    D. $CD8^+$ T 细胞 E. B 细胞

92. HIV 与感染细胞膜上 CD4 分子结合的病毒刺突是
    A. gp120 B. gp41 C. P24
    D. P17 E. gp160

93. 很少引起 AIDS 患者机会性感染的病原体是
    A. EB 病毒 B. 弓形虫 C. 新型隐球菌
    D. 卡氏肺孢子虫 E. 巨细胞病毒

94. 男,44岁。乏力、低热、腹泻伴体重下降3个月。近1年有吸毒史。查体:颌下及腋下淋巴结肿大。对明确诊断最有价值的检查是

A. 骨髓培养   B. 血清抗 –HIV 抗体   C. 粪便培养

D. 淋巴结活检   E. PPD 试验

95. 引起疯牛病和人类克雅病、库鲁病等的病原因子是

A. 病毒   B. 类病毒   C. 拟病毒

D. 朊病毒（朊粒）   E. 衣原体

96. 孕早期妇女感染下列哪种病原体易导致胎儿先天性感染

A. 人乳头瘤病毒   B. 沙眼衣原体   C. 白假丝酵母菌

D. 淋病奈瑟菌   E. 巨细胞病毒

【B1 型题】

（1~2 题共用备选答案）

A. 衣原体   B. 病毒   C. 支原体

D. 螺旋体   E. 真菌

1. 只含有一种类型核酸的微生物是
2. 缺乏细胞壁的原核细胞型微生物是

（3~5 题共用备选答案）

A. 芽孢   B. 鞭毛   C. 荚膜

D. 菌毛   E. 异染颗粒

3. 使细菌具有侵袭力的结构成分是
4. 与细菌黏附功能有关的物质是
5. 与细菌抵抗力有关的结构是

（6~8 题共用备选答案）

A. 中介体   B. 包涵体   C. 吞噬体

D. 线粒体   E. 异染颗粒

6. 与细菌的呼吸作用有关的结构是
7. 可用于鉴别细菌的结构是
8. 在病毒的增殖过程中，可出现的结构是

（9~10 题共用备选答案）

A. 菌毛   B. 外毒素   C. 芽孢

D. 鞭毛   E. 荚膜

9. 肺炎链球菌的主要致病物质是 E
10. 破伤风梭菌的主要致病物质是 B

（11~14 题共用备选答案）

A. 葡萄球菌   B. 链球菌   C. 肺炎链球菌

D. 脑膜炎球菌   E. 淋球菌

11. 有典型的荚膜结构的细菌是

12. 在黏膜表面黏附时可产生分解 sIgA 的蛋白酶是
13. 引发猩红热的病原体是
14. 可引起食物中毒的病原体是

（15~16 题共用备选答案）

  A. 拟杆菌   B. 变形杆菌   C. 大肠埃希菌
  D. 肺炎链球菌   E. 铜绿假单胞菌

15. 引起继发性腹膜炎的细菌主要是
16. 通过血行播散引起的原发性腹膜炎致病菌主要是

（17~18 题共用备选答案）

  A. 肺孢子菌感染   B. 病毒性肺炎   C. 大叶性肺炎
  D. 肺结核病   E. 小叶性肺炎

17. 分枝杆菌感染引起的疾病是
18. 真菌感染引起的疾病是

（19~20 题共用备选答案）

  A. 大肠埃希菌   B. 肠炎沙门菌   C. 幽门螺杆菌
  D. D 群链球菌   E. 产气荚膜梭菌

19. 可引起胃溃疡的细菌是
20. 在牛奶培养基中，可引起"汹涌发酵"的细菌是

（21~22 题共用备选答案）

  A. 人虱   B. 鼠蚤   C. 恙螨
  D. 蜱   E. 蚊

21. 地方性斑疹伤寒的传播媒介是
22. 流行性斑疹伤寒的传播媒介是

（23~24 题共用备选答案）

  A. 黄疸出血症状   B. 咽峡炎   C. 关节炎及关节畸形
  D. 脊髓痨及动脉瘤   E. 反复发热与缓解

23. 梅毒螺旋体感染可引起
24. 钩端螺旋体感染可引起

（25~26 题共用备选答案）

  A. 人免疫缺陷病毒   B. 苍白密螺旋体   C. 人乳头瘤病毒
  D. 麻疹病毒   E. 革兰阳性双球菌

25. 艾滋病的病原体是
26. 梅毒的病原体是

（27~28 题共用备选答案）

  A. 呼吸道合胞病毒   B. 风疹病毒   C. 腮腺炎病毒
  D. 腺病毒   E. 麻疹病毒

27. 可以引起人类呼吸道、胃肠道、泌尿道及眼部感染的病毒是
28. 可引起先天性耳聋的病毒是

（29~30题共用备选答案）

    A. 腺病毒   B. 新型肠道病毒71型   C. 埃可病毒

    D. 轮状病毒   E. 脊髓灰质炎病毒

29. 目前最常见的导致手足口的病原体
30. 可导致流行性角结膜炎的病原体是

（31~32题共用备选答案）

    A. 灭虱   B. 灭鼠   C. 灭蜱

    D. 灭蚤   E. 驱蚊

31. 流行性乙型脑炎的预防措施是
32. 肾综合征出血热的预防措施是

（33~35题共用备选答案）

    A. 炭疽芽孢杆菌   B. 溶脲脲原体   C. 柯萨奇B组病毒

    D. 伯氏疏螺旋体   E. 汉坦病毒

33. 人类病毒性心肌炎的重要病原体是
34. 人类非淋菌性尿道炎的重要病原体是
35. 肾综合征出血热的病原体是

（36~37题共用备选答案）

    A. 人乳头瘤病毒   B. 苍白密螺旋体   C. 单纯疱疹病毒

    D. 革兰阴性双球菌   E. 钩端螺旋体

36. 梅毒的病原体是
37. 尖锐湿疣的病原体是

参考答案

【A1型题】

1. B 2. E 3. E 4. D 5. C 6. A 7. E 8. C 9. E 10. D 11. D 12. C 13. C 14. E 15. A
16. C 17. D 18. C 19. B 20. E 21. E 22. C 23. C 24. C 25. E 26. E 27. A 28. C 29. E 30. C
31. D 32. E 33. B 34. A 35. B 36. E 37. D 38. A 39. C 40. E 41. D 42. E 43. C 44. D 45. C
46. B 47. C 48. C 49. E 50. D 51. E 52. B 53. D 54. C 55. E 56. C 57. C 58. D 59. C 60. B
61. B 62. B 63. E 64. D 65. C 66. E 67. C 68. C 69. C 70. A 71. C 72. A 73. C 74. E 75. B
76. C 77. A 78. C 79. D 80. E 81. E 82. C 83. D 84. A 85. E 86. C 87. C 88. C 89. E 90. A
91. C 92. A 93. A 94. B 95. D 96. E

【B1型题】

1. B 2. C 3. B 4. D 5. A 6. A 7. E 8. B 9. E 10. B 11. C 12. E 13. C 14. A 15. C
16. D 17. D 18. A 19. C 20. E 21. B 22. A 23. D 24. A 25. A 26. B 27. D 28. B 29. B 30. A
31. E 32. B 33. C 34. B 35. E 36. B 37. A